Medical Discovery
of
Edward Bach

エドワード・バッチ

心を癒す花の療法

HEALING BOOKS [5]

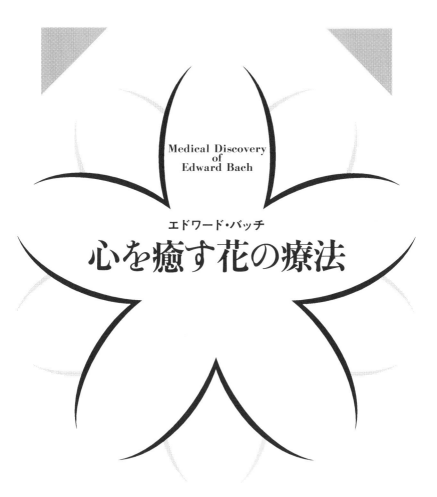

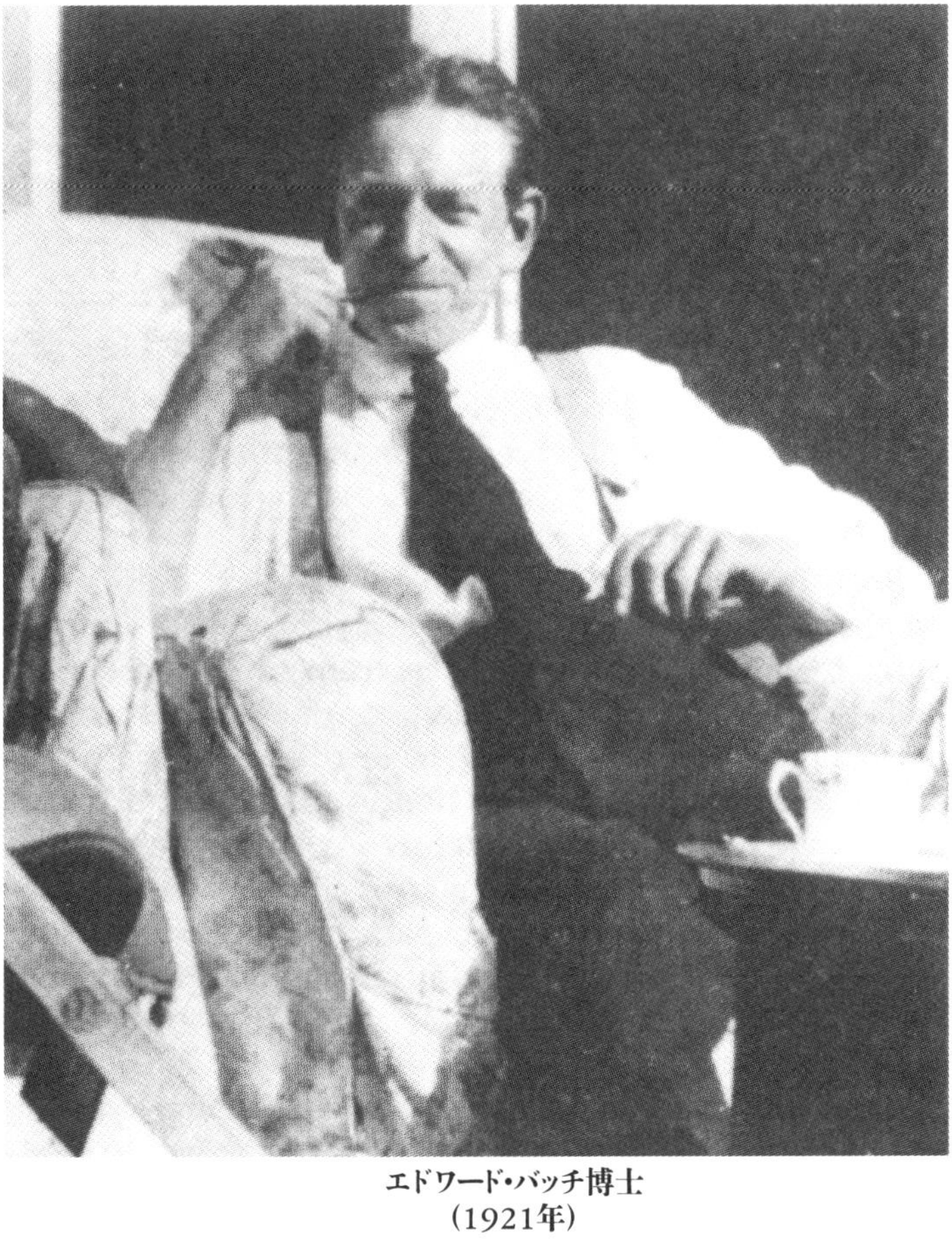

エドワード・バッチ博士
（1921年）

はじめに

野山に咲き誇り、田んぼの畔道や雑木林の木陰から小さな顔をのぞかせている可憐な花たちは、その甘い香りと目を奪われるばかりの美しい色とともに、人の心に安らぎと幸せな気持ち、美への感動と新鮮な気分を起こさせてくれます。花は自然界にとってばかりか、人の心にとっても、常に生命と癒しの源として役立ってきてくれました。

みつめるだけでも傷ついた心の癒し手になってくれるこの不思議な花の作用には、まだまだ人間が知ることができずにいる沢山の秘密が隠されています。

20世紀前半にイギリスで活躍された名医、故エドワード・バッチ博士は、生まれながらの豊かな霊的感性によってこの花たちの癒しの秘密に心開かれた一人でした。博士は、細菌学者として不動の地位を築いてのちに、病の原因が特定の心理的傾向にあることを発見し、人間心理と癒しの深い関連に研究のほこ先を向け、ついに病の本源としての心を癒す作用を、野に咲く花の中に発見したのです。

エドワード・バッチ博士は、このまったく新しい治癒の原理を体系化するために、それまでの医師としての業績、社会的な地位や名誉もすべて捨て去り、人生のすべてをフラワー・レメディー（花の薬）による病人救済にかけたのでした。

本書は、このバッチ博士の数奇なる生涯の一コマ一コマを綴りながら、花に込められた不思議な癒しの秘密を、皆さんにお伝えするものです。

訳者

CONTENTS
目次

●CONTENTS●

●CONTENTS●

Chapter 1

エドワード・バッチの少年時代

エドワード・バッチは、一八八六年九月二四日、イギリス、ウォーリックシャー州バーミンガムから三マイルほど郊外の村モスレーに、二人の妹をもつ長男として生まれました。

幼少の頃は体が弱く、手厚い看護のもとで育てられましたが、成長するにつれ、体は健康になってきました。

少年期の彼の決断力と、目的意識の強さには、目をみはるものがありました。興味をひかれることがあると何にでも夢中になり、他のことに注意をそらしたり、目的を邪魔されたりすることを、決して許しませんでした。

彼はバイタリティーにあふれ、冒険を好み、遊び好き、いたずら好きな少年でした。また、ウェールズ人の血が流れていたため、直観力にはとても鋭いものがありました。

ウェールズに関するすべてのことが、彼の心を強く魅了しました。バッチ（Bach）という名が暗示するように、彼の家族は昔その地方から渡ってきたのであり、彼の直観的、理想主義的な性格、美しいものを愛する心、そのきれいな声は、彼があの神秘な地方の生んだまことの子であることを告げるものでした。

エドワード・バッチが通ったモスレーのウィンターロー校の学長ハワード・フィッシャーは、ウェールズ人で、バッチはこの人物を晩年まで慕い続けました。

ウェールズを愛する気持ちが、バッチを度々この地方に引き寄せました。子供の頃、彼はウェールズの村々や山々を歩き、野鳥や木々、野の花を友にして過ごすのが大好きでした。大自然を愛する気持ちは、すでに幼い頃から現われていたのです。

のちに、彼は自分を有名にした野草薬の最初のものを渓流のそばでみつけることになります。また、さらに後になって、ウェールズ村の静かな環境の中で、新しい野草医学の体系作りをすることになります。

彼は、多面的な性格の持ち主でした。幼い頃から独立心のある積極的な子供だった彼は、素晴らしいユーモアのセンスを持ちあわせていましたが、ときどき静かな瞑想的な性格になり、一人だけで田舎を放浪し、一度に何時間もの間、遠くの草におおわれた土手や巨木の樹皮を見つめていることがありました。

人であれ、野鳥であれ、苦しんでいるどんな生き物も彼の中に強い同情の気持ちを呼び起こし、その苦しみをとってあげたいという願いが、のちに彼を医者の道に進ませることになります。

このような他者に対する圧倒的な同情の気持ちは、彼らの苦しみを深く理解させるものであり、彼のもっとも感動を呼ぶ資質の一つでありました。彼が出会う誰からも愛されたのは、この資質によるものです。

彼は教室の中で居眠りして、自分が仕事を始めるときのことを夢みることがよくありました。あらゆる種類の病を癒せる簡単な治療法を発見している自分をよく夢にみました。また、自分の手から癒しのパワーが流れ出て、彼に触れる誰をも癒してしまうのを度々夢にみました。このような夢は単なる子供の想像力によるものではありません。内なる自分が未来に起きることを知っていたために現われたものなのです。なぜなら、彼はのちに野の花の中にかくも単純な治癒力を見出し、後年には自分に現に人を癒す力が備わっているということを発見することになるからです。彼の手に触れて癒された病人は数え切れません。

すべての病を癒す単純な方法を発見するという彼の理想はその後も決して離れることがなく、成長するにつけ理想は確信となり、一生の仕事を蔭で支える原動力となりました。病理学者、細菌学者、同種療法医として開業していた頃に彼の目指していたものは、確実な治療を生み出せずにいる複雑な科学的手段に代わる、単純な治療形態、純粋な薬を発見することにあったのです。

しかし、少年としてのエドワード・バッチは単なる夢想家ではありませんでした。彼の確信、目的意識の強さ、あらゆることに向けられる関心は、それがどれほど小さなものであっても、一つになって偉大な天才の性格を形成しました。とはいえ、どの天才にもみられるように、彼は孤独になる宿命を背負っていました。初めから自分の一生の仕事を知っていてその大いなる目的を何者にも邪魔させない彼のような人間を理解できる人は、ほとんどいなかったからです。

彼の人生には二つの大きな関心事がありました。一つは、それが人であれ、鳥や獣であれ、苦しむすべてのものに対する絶大なる憐れみの情、そして自然界とそこに生える木々や植物をこよなく愛する気持ちです。この二つが一つになって、探し求める癒しの知識へと彼をいざなったのでした。一つの愛がもう一つの愛を助けました。なぜなら、彼は大自然という宝庫の中に、病に冒され苦痛にあえぐすべての人を癒せる野花を発見したからです。

Chapter
2

医学への目覚め

一六歳で学校を卒業したエドワード・バッチは、医学の方面に進みたいと決心していたものの、まず父親の鋳造工場で働くことに決めました。長い医学訓練に伴う費用を親に出してもらうことはできない、と感じたためでした。それで、一九〇三年から一九〇六年にかけての三年間は、バーミンガムのバッチ工場で働きました。

彼の自由で多感な性格にとっては長く辛い歳月でしたが、彼はこれを無駄とは考えませんでした。労働者の仲間入りをした彼は、人々の性格について洞察と理解をえて、これがのち

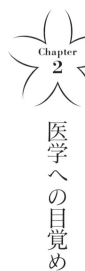

の仕事の基盤作りに役立ちました。

彼は室内での生活や工場での決まりきった仕事を好みませんでしたが、性格上この仕事を徹底的に覚えるよう自分を仕向け、作業場で旋盤を動かしたり、あちこちの部所で労働し、暫くの間は工場の巡回販売人としての腕も試しました。

後年、彼はこの才能を使って自分がどんな冒険をしたかについて、よく冗談まじりに話したものです。彼は気前がよく商才がまったくなかったため、品物の値段について人とやりとりするのが下手でした。それで、いつも注文書をいっぱいにして帰ってくるのですが、契約をとった品物の価格があまりに安すぎて、工場が生産できなくなってしまったのです。それで、彼はすぐ別な仕事に回されてしまいました。

一九〇三年に、彼はウォーセスターシャー義勇騎兵隊に加わりました。そこには馬がいたので動物への深い愛情にひたることができ、また駐屯地の戸外での生活は工場での騒音とカンヅメ生活から彼を解放してくれるものでした。

しかし、彼の主な関心は、あらゆる面から自然界を調べることにありました。樹木や草花は彼にとって尽きることのない興味の世界であり、日中の散歩の時間を失うよりは工場で夜通し働くことの方を彼は好みました。

彼は決まりきった時間というものにいつもうんざりしていました。霊感は思いがけないときに生まれるものであり、そのような時間にこそ本当の仕事ができることを彼は知っていたのです。また、彼は霊感の導きを非常に強く受けていたため、直観の働きを阻むどのようなものも満ち足りない気持ちを彼に起こさせたばかりか、体をも損い、病を被ることがありました。

こんなわけで、工場での三年間は彼には長すぎる期間に思え、ついには自分の本当の仕事を始めたいという衝動を抑えることができなくなりました。工場労働者たちの心の中に常に病を恐れる気持ちがあることを知って、この気持ちはいっそう強まりました。彼らにとって病は失業ばかりか高額の医療費の負担をも意味したので、本来なら家で寝ていなければならないときでさえ、無理に仕事をしていたのです。

彼はまた、ほとんどの労働者が症状を一時的に抑える程度のことしかしていないことをみて、彼らの心を楽にし体をも癒す方法をみつけることを決意しました。慢性病や不治の病と呼ばれるものも含め、あらゆる病を治癒させるごく単純な方法が発見できるはずだ、と彼は確信していました。

このような形の治癒は、医学の分野よりむしろ教会に属するものに彼には思えました。キリストは偉大なる癒し手として、体と心を癒されたからです。それで、どちらに進むべきか彼は自問しました。

しかし、どちらも彼の理想に完全に答えるものとは思えず、病気と癒しについての新しいあるいは長く忘れられている真理を自分で発見する必要がある、と悟り始めたのです。

まず始めに、彼はこれまでに知られている治療手段をすべて研究しようと決心しました。このために医学の勉強が必要になりましたが、学費の問題が重くのしかかり、この道を断念する寸前にまで至りました。しかし、自分の決意とその理由を父に話してみると、父は志に従うよう励まし、彼が勉強をすぐに開始できるよう学費を払い、支送りもしようといってくれました。

彼は時間を無駄にせず、すぐ受験勉強を開始し、二〇歳でバーミンガム大学に入学しました。

Chapter
3

医学研究の時代

一九一二年、エドワード・バッチはバーミンガム大学からロンドンに移り、ユニバーシティ・カレッジ病院で研究を完成させることになりました。

彼は一九一二年にMRCS（外科医）とLRCP（内科医）の学位を、一九一三年にはMB（医学士）とBS（理学士）の学位、一九一四年にはDPH（開業医）の免許もとりました。

ユニバーシティ・カレッジ病院に研究生として入ったときから一九三〇年まで、彼はロンドンを出ることがほとんどありませんでした。真のヒーリング（治癒）を発見したいという強い願いでいっぱいになり、他のことが頭に入らなかったのです。

彼は都会の生活を好みませんでした。ひっきりなしの交通騒音、空があまりみえないごみごみした通りは、田舎の平和と静けさ、木々や植物の美しさへの憧憬の気持ちを起こしてやみませんでした。そして、このような憧れの気持ちは彼の都会での生活を辛いものにしました。

彼は、自然界の呼びかけがあまりに強烈になり、自分の仕事に影響するのをおそれて、ロンドンの各公園に足を運ぶことさえ避けました。彼は大学の病棟と研究室でしか患者の苦しみを解く方法は発見できないと考えて、当面は沢山の患者を調べられる場所に自分の仕事を集中すべきだと考えていました。当時の彼は、自分が必死になって打ち消そうとしている自然への愛が、ついには探し求めているものに導いてくれることにも、野の花の中に科学的方法で製造された薬よりはるかに大きな治療パワーが秘められていることにも、まだ気づいていなかったのです。

研究生としての日々は、決して楽なものではありませんでした。彼は内気で父親思いだったため、研究用の本を買うだけのお金しか仕送りを求めませんでした。このため、週の終わりには空腹にさいなまれました。彼は仕送りを補充しようと、試験答案の赤入れや夜通しの仕事などをして、やりくりに努めました。その上、健康状態はあまりよくなく、仕事への情熱で余暇はほとんどとれませんでした。しかし、彼の目的意識の強さはあらゆる物理的な制限を克服させ、このことは終生続けられることになります。

医学生としてのエドワード・バッチは、読書に時間をかけることがほとんどありませんでした。理論的な知識は医師にとって最善の道具ではなく、人間を扱うための完全な手段ではないということを、彼はすでに感じていました。それは病に対する人間の反応が、あまりに多様化しているためでした。

彼にとって、真の病の研究とは、患者一人一人がその症状にどのような反応をみせているかを観察し、そのような違った反応が病の進行や程度、期間にどう影響するのかを調べることにありました。

彼は同じ治療が常に同じ病に効くとは限らないことを、観察を通して学びとっていました。類似する症状を訴える五〇〇人が同じ治療法に反応するとすれば、違うやり方に反応する人は数千人います。ある人々を治療するその同じ薬が他の人々にはまったく効かないのです。

このことは、特定の病に特定の薬を投与するというやり方に大きな疑問を抱かせるものでした。そして、彼はいっそうの啓発を求めて、病棟内での患者の研究を一新することにしたのです。

その結果、類似したパーソナリティーまたは気質をもつ患者たちがしばしば同じ薬に反応すること、違った性格の患者たちは同じ症状を訴えていても別な治療を必要とすることがわかってきました。

こうして、彼は研究の初期の頃に、病気の治療においては個人の体よりも性格の方がより重要である、という知識をえたのです。

バッチにとっては、患者のパーソナリティー、病める人間そのものが、必要とされる治療の主たる指標であり、その人の人生観、感情、フィーリングが、病気治療における第一に重要な点でした。

エドワード・バッチは、一時的な気休めではなく病の根本的な救いを見出すことに望みをかけ、患者を観察することに時間をかけました。彼は、病棟での治癒の過程が苦痛を伴う、ときには病そのものよりもはるかに苦痛を伴うものであることを知りました。そして、このことは彼の中に、真のヒーリング（治癒）は優しく苦痛を伴わないものであるに違いない、という確信を起こさせることになりました。

すでに研究生の頃から、彼は病とその治療について真理の多くを学び始めていました。当時の観察が、二〇年後に発見することになる新しい薬学体系の礎石になるのです。彼はこれらの真理を少しずつ学びとっていきました。年月が経つにつれ、彼は医薬の各分野での発見を次々に行ない、その価値を証明しながら発見したものを放棄したり完成させたりしつつ、一つ一つ知識を積み上げていきました。このような努力の背景には、常に目標がありました。それは既存の医薬を洗練させ、病気にとっての単純で確実な良薬を発見するということです。

彼は生涯を通じて、自ら証明するまでは既成の理論をほとんど採用することがありませんでした。彼にとっては、実践的経験と観察だけが、真の学習手段でした。学位を授与されたときに、彼はこのように述べたことで知られています。「自分が教えられたことをすべて忘れるのに五年はかかるでしょう」。

彼は知識と経験を人生と自分自身の直観から手に入れたのです。彼の業績の成果がすべて実用的なものになっているのもこのためです。そして、最後に一生の仕事が完成したときには、その記録を後世のために残しました。それは、誰にでも理解できるよう平易に書かれた三〇ページ余りの小著*に収められています。

＊『一二人の癒し手とその他の薬』エドワード・バッチ著

Chapter
4

細菌学者としてのバッチ博士

一九一三年、エドワード・バッチはユニバーシティ・カレッジ病院の救急医療担当官になり、同年末には国立更正病院に所属しました。しかし、健康の悪化により二、三か月後にはこの職務を放棄せざるをえなくなります。

回復してのち、ハーレー街近くに診療所を設けますが、ここで多忙な日々を送ることになります。仕事が増えれば増えるほど、彼は従来の医療にますます不満を抱くようになりました。それは、患者の多くが改善され、明らかに治療されても、その健康が常に維持されるとは限らなかったためです。また、どのような形の治療法にも反応をみせないようにみえる、長期に及ぶ慢性病も沢山ありました。

現代医学はどこか間違っており、手術は一時しのぎと気休め以上のものではないように思えました。これを正す術がみつけられなかったため、彼は悲しみました。医療従事者の大半が患者を研究する機会をほとんど作らずにいるということがそもそもの間違いである、と彼は感じました。彼らはあまりに忙しくて人間的なサイドから考えることができず、肉体面にばかり焦点をおきすぎて、一人一人が独自の存在であることを忘れ去っているのです。

彼らは病気のことばかりを考えるよう教育されているために、人間の性格を無視している、そのために患者のもっとも重要な症状を見過ごしてしまっているのだ、と彼は確信しました。このことが、彼に他の治療手段を探させるきっかけを作り、バッチはもう一つの医学の分野「免疫学」に関心を寄せるようになりました。

その頃、彼はユニバーシティ・カレッジ病院の細菌学者になっていましたので、細菌学の中にこの問題に対する答をみつけようと胸をふくらませていました。これまでの仕事の成果から、医師がどれほど努力しても治らない頑固な慢性病さえも治すような治療手段の手がかりを自分がつかんでいる、と彼は感じ始めていました。それまでほとんど重視されていなかった腸内の特殊な細菌が、慢性度とその治療に密接な関係をもっていることを、彼は発見していたからです。

この細菌は、慢性病を患っている誰の腸の中にも存在するもので、健康な人の腸の中にもいるのですが、前者の場合にはその数が目立って多く、後者の場合にはもっと少ない比率で存在しています。

そこで、彼の仕事はこれらの細菌を調べ、それが患者の慢性症状とどのような関係をもっているのかを確かめることにありました。なぜ、これほどまで数が多くなっているのか、それは健康の回復を助けるためなのか、それとも遅らせるためなのかということです。

研究に数か月を費やした結果、彼はこれらの腸内バクテリアからワクチンを作り、それを患者の血中に注入すれば、慢性病を起こしている毒素を体内から除去しうるとの確信に至りました。実施してえられた成果は、予想を超えるものでした。これほど気持ちよく感じたことは一度もない、と患者たちがいうほど健康全般が改められたばかりか、関節炎、リューマチ、頭痛などの慢性的症状が消えてしまったのです。

このような結果はワクチンの使用からえられたものですが、エドワード・バッチは患者に苦痛を伴う反応が起きてきたり、注射針の使用後に局所的に痛みや腫れ、不快感が起きることを知り、皮下注射の方式を嫌ってもっと単純な方法をみつける研究に入りました。

彼は次の発見を通してこの問題を部分的に解決しました。前のワクチンの有効性を使い切ってしまうまで次を繰り返さないでおくと、決められた間隔で適用する場合よりずっとよい結果がえられ、患者の反応もずっとよくなってくることに気づいたのです。

このことは彼を喜ばせました。注射の数がずっと少なくて済んだためです。患者が好転し続けている限りそれ以上治療の必要はないので、次の投与が必要になるまで数週間から数か月、一年に及ぶことも度々でした。悪化が認められる、あるいは患者の状態が停滞してきたときのみ、投与を繰り返す必要がありました。

この大切な発見は慢性病の治療に革命を起こし、数年後にもう一つの治療分野——同種療法――に入ったときにも、彼はこの研究をさらに進めて改良を加え、より単純化して、かつて以上の成果をえました。

この頃、彼の健康状態は思わしくなかったため、一九一四年に大戦が勃発すると海外での医療奉仕を断わられ、このことを彼は非常に残念に思いました。

とはいえ、なすべきことは沢山ありました。細菌学部での研究に加えて、ユニバーシティ・カレッジ病院に担ぎ込まれてくる数百人の患者の世話を任されたからです。

彼はたゆまず働き続け、休息をとるということがなかったため、ついに体をこわして実験室の長椅子の上で気を失ってしまいました。なすべきことは山ほどもあり、助けを必要とする人はあまりに多かったため、体に負けまいという強い決断によって、少しの間は仕事を続けることもできました。しかし、一九一七年の七月に彼は大きな出血を起こし、昏睡状態に陥りました。

彼は病院の担架に乗せられてベッドに運ばれ、同僚たちが呼び集められました。命をとりとめるにはすぐに手術する必要が認められたからです。実際、もう間に合わないのではないかと外科医たちは思ったほどでした。

両親もこれに同意し、意識不明のままエドワード・バッチに手術が施されました。

彼は手術を生き延びることができましたが、かなり深刻な診断が下されました。話せるようになると、病巣は局部的に摘出したがすでに広がっている、と宣告されました。このような病状から完全に回復した人はほとんどいないこと、せいぜい三か月の命であると申し渡されたのです。

このときから、病床に伏す日々、いい知れぬほどの心身の苦痛を経験する日々が始まりました。彼は非常に過敏な性格で、生きて目的を遂げたいという燃えるような衝動をもっていましたので、最初の何週間かはほとんど耐え難いように思えました。着手したばかりの仕事を終わらせるのに、たった三か月しか残されてはいなかったのです。

彼は次第にこの思いをあきらめ始めましたが、もし仕事が未完のまま終わるのであれば、自分に残された日々を最大限有効にいかそうと決意しました。まだ体はかなり弱く、歩き回るのもやっとの状態でしたが、彼は病院の研究室に戻り、数週間、部の仕事をすべて引き受けました。

彼はすぐに研究に没頭し、ときも忘れて日夜働き続け、彼の研究室の窓からもれてくる灯光は「永遠に消えない光」とまでいわれるようになりました。

月日が経つにつれ、彼は自分の体の悪いのをすっかり忘れ去り、逆に体が強まってくるのを覚えました。そして三か月が経った頃には、ここ数年で一番健康に感じるほどよくなっていることに彼は気づきました。

最悪のときに立ち合った医師らはこの回復力に驚きの目をみはり、手術に立ち合ってからすぐに前線に赴いたある医師は、久々にバッチと再会して「おお、何ということだ。バッチ君、君は生きているのだね」と驚きの声をあげました。

このことは、自分の絶大な回復力、いわば生命生還の理由を考えてみるいいきっかけになりました。彼は没頭するような興味と強い愛、そして人生にはっきりした目的をもつことが、地上に生きる人間の幸せを決定する要因であり、彼に困難を克服させ健康を取り戻すのを助けた誘因になったのもこれである、という結論に達したのです。

のちの仕事において、この大真理は強調されることになります。それは、彼の発見した野草薬には、生きて人生の目的である仕事をしたいという望みを回復するほど心身を元気づける力があり、まさにその願いによって健康が取り戻されたからです。

彼が腸内バクテリアから開発したワクチンは、ますます慢性病の治療に使われるようになり、その優れた効き目によって広く医療の分野で応用されるようになりました。

一九一八年に起きたインフルエンザの大流行のときには、エドワード・バッチは国内の各野営地に非公式に呼ばれて予防接種を実施するよう求められ、この結果、数千人の命が救われました。他のキャンプ地では死亡率が圧倒的に大きかったので、バッチはこの仕事を拡大したいと望みました。機会さえ与えられれば、膨大な数の人々を救えたはずなのです。

健康を回復すると、彼は活動の幅を広げつつ研究を一新し、細菌学者としての名声が高まるにつれ、ハーレー街の診療所に訪れる患者の数は増す一方になりました。

この段階で、彼はこれまでの仕事の成果に大きく勇気づけられ、見つけたいとあれほど願っていた優しい確実な治療方法に、自分が少しずつ近づいているのを感じ始めていました。

そのときでさえ、彼は不快な医薬品の必要をかなりの度合で排除できるようになっていました。何よりも、回復の見込みをまったく失った多くの患者たちに希望を与えることができていたのです。

腸の毒血症に関する彼の研究はますます知られるようになり、また彼の発見結果は医学雑誌にも載り、一九二〇年の王立医学会報にも記録されました。

こうした発見は、従来の慢性病治療よりはるかに先を行ったものでしたが、それでもバッチは満足できずにいました。

ワクチンすら効かない特定の病がまだあり、従来の診断方法は彼にとってあまりに長すぎるものでした。病名が決定され治療が処方されるまでに、数日から数週間、ときには数か月に及ぶ調査と観察、試験が必要でした。その間にも患者はますます悪化の一途を辿り、救いがさらに必要になってくるのです。彼は、自分の仕事がまだ始まったばかりであることを感じ、努力を倍にする決意をするのでした。

Chapter 5

ホメオパチー「同種療法」の開眼

一九一八年の後半に、エドワード・バッチの仕事に新しい局面が訪れました。ユニバーシティ・カレッジ病院の上層部が、職員全員は外部での仕事をやめ、すべての時間を病院内での仕事に使うよう命令を下したのです。エドワード・バッチはこれに同意することができませんでした。時間を決められた仕事や規則が大嫌いだった彼は、辞表を出して病院を去ってしまいました。

しかし、彼は腸の毒血症に関連した研究を続ける決意をして、その目的に向けてノッチンガム・プレースに専用の研究所を開設し、そこで患者の診察と研究を進めることになりました。

新しい研究所の設備にすべてを注ぎ込んだため、当時彼はお金にひどく困り、小さな部屋の中での生活を余儀なくされました。それでも、新しい知識を手に入れ、病に苦しむ人たちのために有益な発見をすることを決して疑わずに、独自の路線で研究を進める目的があったので、彼は幸せでした。

それから間もなくして、ロンドン同種療法《ホメオパチー》病院における病理学者と細菌学者のポストが空き、彼がその座を占めることになりました。バッチは一九一九年三月にそこで新しい仕事を開始し、一九二二年までこの病院にとどまりました。

ホメオパチーの創設者ハーネマンの著書『オルガノン』を読むよう手渡されたのもこの頃です。

心の中に疑いをもちながら読み始めたものの、最初のページで考え方がガラリと変わりました。彼は、ハーネマンの偉大なる天才をそこに認めたのです。その結果、夜を徹してこの本を貪り読みました。

読めば読むほど興味が高まってきました。ハーネマンの発見と自分の発見とが非常に似通っていることに気づいたのです。

ハーネマンは、バッチがつい最近まったく別な方法で発見したことを、すでに百年も昔に発見していました。彼は、慢性病と腸の毒化作用との間に緊密な関係を認め、また薬の服用から起こった改善が消えたときのみ次の服用をした方がより効果的であることを、実証していたのです。

エドワード・バッチは非常な感動を覚えました。現代的な科学器機を使わずして、百年も昔にこれらのことを発見していた男がいたのです。

ハーネマンが手に入れた治療薬にも心を動かされました。ハーネマンは病気の産物である細菌を使わず、植物や野草、苔など自然界から主に摘出した薬を使っていたからです。毒物や金属も使われていたことは事実ですが、それはごく微量であり、有害な作用が中和されるよう処理されていたのです。

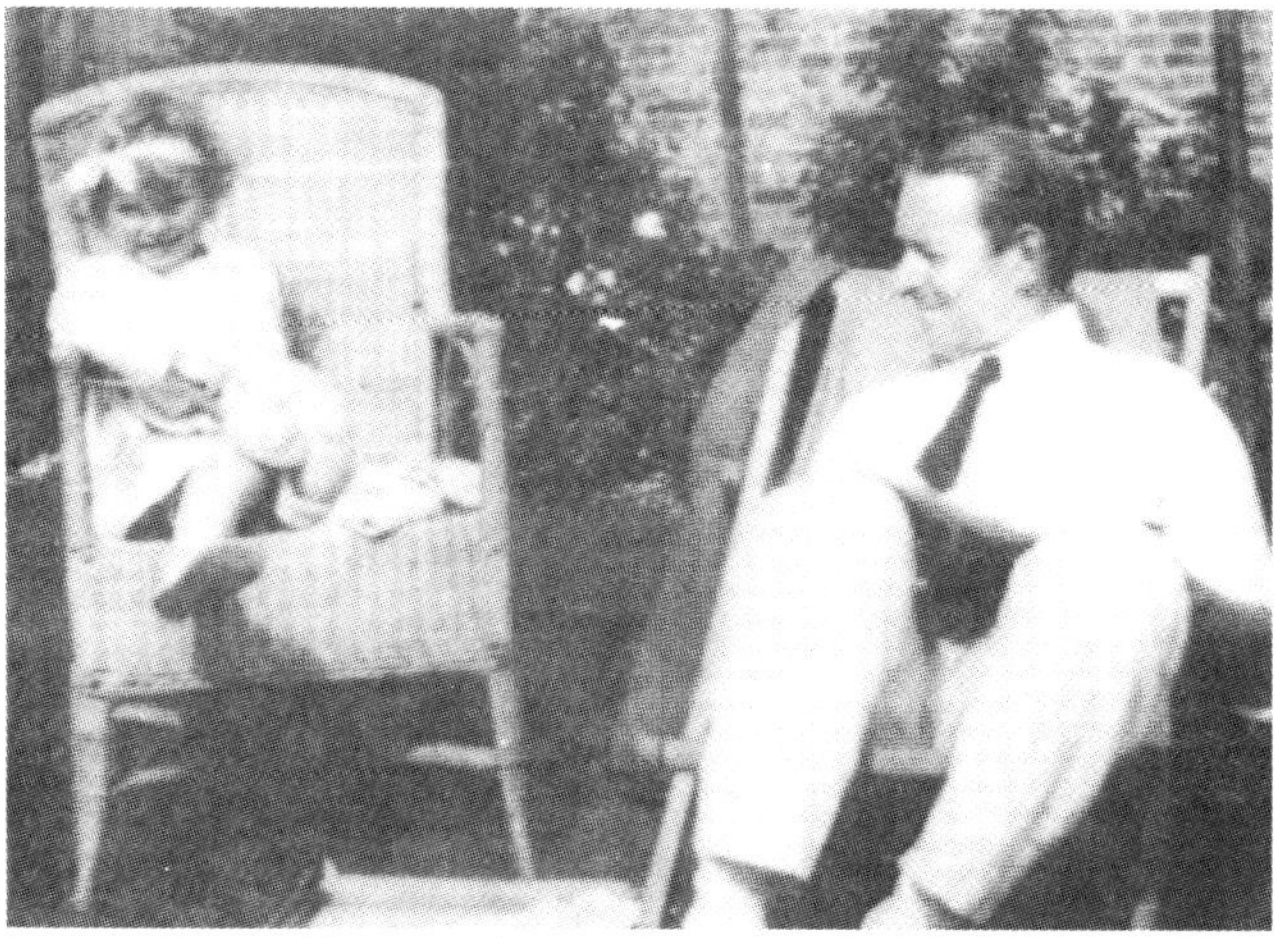
娘のボビーと遊ぶエドワード・バッチ博士(1920年)

病の一つ一つに、集合的治療ではなく個人的な治療が必要であることを発見した人物がそこにいました。ハーネマンはこう語っています。

「……道理をわきまえた医師は自分の手がける個々の症例を個人の性格に従って判断し、その個性に応じた治療を施し、個人個人に適した薬を使うものだ」

(『オルガノン』第48節)

ハーネマンは、真のヒーリングの原理は病を扱うことではなく、患者自身である。患者の特徴、気質の面、ハーネマンがいう「精神面」を扱うことであり、体の症状とは無関係にこれらのことを薬の指標として使わなければならない、と語っています。

このような診断方法を使うことによって、苦痛の多い検査に時間をかけずに薬をすぐに処方し、治療を開始することができました。

この「病気ではなく患者自身を扱う」という原則は、エドワード・バッチがその後発見することになる新しい野草医学体系の基礎になりました。

彼は、ハーネマンの理想としたことの多くは自分のと同じであることを知りました。医者としての仕事を始めた当初から彼の心を刺激し、生涯に渡って彼を導くことになった動機が、『オルガノン』の最初のページにハーネマン自らによって書かれています。「医師のもつべき気高い唯一の使命は、病人を健康に戻し救うことである……」。

こうした高い理想が彼を誤解させ、その仕事が正統派から疑問視される原因になり、一度ならず、彼は医師会から除名処分の警告を受けました。しかし、そのようなことは、彼にはまったく効き目がありませんでした。苦しむ人たちを癒す、よりよき手段を一度確信したならば、もはや古い決まりや理論に従わないというのが彼の持論だったからです。

『オルガノン』を読み終えたバッチは、ハーネマンの発見と自分のそれとを結合すれば、その両方ともをさらに改良し発展させることができる、と確信しました。

彼は、ハーネマンの業績を修正する気持ちはなかったものの、時代の変化とともに患者を取り巻く状況や環境、病気そのものも変化していることに気づいていました。新しい病名や症状が絶えず注目を浴び、その上「不治」という名で分類されている病にはほとんど触れられていなかったためです。

ロンドン同種療法病院の細菌学部における業績は、長い間無視されていました。バッチはそれを復活させ、正統医学とハーネマンの純粋な原則とを合わせるという、これまで同種療法家たちが試みなかったことに初めて着手する決意をしました。

彼がそれを行なうのに、さほど時間はかかりませんでした。まもなく、部の仕事は助手が必要なほどふくれ上がり、バッチはこの仕事に関心を寄せる助手たちをあてがわれて独自の実験を楽しむことができるようになりました。

次に、彼は慢性病に関する自分独自の発見とハーネマンのそれとの間の関係に注意を向けました。

ユニバーシティ・カレッジ病院免疫部における研究で、彼は腸内微生物の生産する毒素が慢性病の原因であり、その毒素が除去されれば慢性病は消える、という事実を発見していました。

ハーネマンは百年近くも前からその事実を認めていました。慢性疾患の治療が効果をもたらす以前に、梅毒、毛瘡《もうそう》、乾癬《かんせん》という三つの毒素のうちの一つ以上を除かなければならないというのが彼の理論でした。

最初の二つの毒については認識され定義可能でしたが、第三番目の乾癬については患者に存在する症候群を除いてほとんど知られてはいませんでした。

バッチは、腸の毒血症、つまり腸内に発見されるある桿《かん》菌が作り出す毒が、ハーネマンのいう乾癬と同一のものであるという結論に至りました。

彼は次に同種療法で使われる処理法を使ってこれらの細菌からワクチンを製造する作業に入り、それを薬と同じように口から患者に投与し、前のワクチンの効力がひいてきたときのみ投与を繰り返すことにしました。この成果に喜んだ彼は、注射は以後ほとんど使わなくなりました。

常に皮下注射を嫌っていた彼は、今ようやく口を通してワクチンを投与するという、より単純かつ好ましい方法に行き着き、この方法は患者の大部分が好むものとなりました。それによって局部的な反応が回避できたばかりか、ほとんどの場合、全般的な反応もずっと小さく抑えられたためです。

このようにして製造され、投与された経口ワクチンは彼の仕事を十分に正統化するものとなり、何百例ものいわゆる慢性病が治療されて素晴らしい成功を収めました。そして、彼はすべての病人がより早く回復し幸せをつかむのに必要な、より穏やかな良薬の発見に一歩一歩自分が近づいていることを確信しました。

彼はこれら多種類の腸内桿菌を、砂糖に起こすその発酵作用から幾つかのグループに分け、それを七つの中心集団に分割しました。この中に桿菌のほとんどは入っています。

桿菌の七つのグループは次のように名づけられました。

1、プロテウス菌
2、ディセンテリー（赤痢）菌
3、モルガン菌
4、ファエカリス・アルカリゲネス（アルカリ大便菌）
5、コリ・ミュータビレ（変形大腸菌）
6、ゲルトネル菌
7、第七菌

これらのグループから製造されたワクチンは、腸内を浄化し食べたものすべてを消毒してきれいに保たせ、体に残ったものを健全できれいで害にならないようにする性質をもつことがわかりました。

この消毒過程によって、患者の健康全般は著しく改められ、局部治療を施さずとも局部症状が治癒しました。

患者は一人一人、腸内でどのバクテリア集団が優勢かをテストされ、自原ノソードか多価

ノソードのいずれかを投与されました。（訳注：〝ノソード〟とは疾病から獲得された治療物質のこと）

自原法では、ワクチンは特定患者から分離した微生物から製造され、その患者の口を通して投与されました。一方、沢山の症例を扱う場合には、何百もの症例からバクテリアを集め全体を相乗させて造った多価ワクチン（訳注：同一菌種の数株を混合して造る）が使われました。

さらにバッチは、七つのバクテリア集団の一つが優勢になっている患者の〝精神（メンタルズ）〟あるいは性格類型を調べ、各集団に所属する明らかな性格型《タイプ》を発見しました。七つのバクテリア集団は七つの明確に違った人間性に符号していたのです。彼の熱中は際限がなくなり、ついに自分の確信が裏づけられたと彼は感じました。性格的な症状に合わせてこれら七つのノソードで患者を治療することによって、彼は予想を超える成果をえたからです。

ノソードと性格型との関連については、今後無数の患者を観察して分類するなど膨大な調査が必要でした。しかし、仕事を進めていくにつれ、患者のタイプと症状だけからもかなりの程度バクテリアを予測できることがわかりました。

この診断法は他のどれにもまして彼を魅了しました。体を疲れさせいっそう弱まらせるだけの身体検査から、患者を解放することができるのです。

彼はのちに、自分の発見した新しい薬草療法の分野で、この診断と処方手段を、いっそう充実したものに発展させることになります。

当時でさえ、彼は患者が診察室の入口から机の前に歩いてくるまでの間に、必要な薬を割り出せずにいると、非常にいらいらしたものです。

慢性病に対するワクチンとノソードの効果は、ますます高まっていました。「バッチの七大ノソード」と命名された七つの経口ワクチンは医学界でも熱狂的に受け入れられ、イギリスばかりかアメリカ、ドイツ、その他の国々でも幅広く使われつつありました。

バッチは医学専門誌に記事を書いたり講演したりして、この病人への大いなる恵みを全世界に知らしめようと力を尽くしました。

ロンドン同種療法学会に寄せられた『ワクチン療法と同種療法との関係』* と題する論文の中で、彼は服用量に関してだけでなく、成分、用法、薬の性質についても、最新の科学の分野とハーネマンの教えとの間に類似点が見出されることを論じています。この論文は同種療法の医師たちの間に非常な関心を呼び起こしました。

個々の微生物グループに特徴的な症状をより完全に分類する作業は、その後も続けられました。エドワード・バッチは、実験室の助けをかりずに症候学だけでも処方が可能になるほど、この知識を完璧なものにしたいと考えていました。

*"*The Relation of Vaccine Therapy to Homeopathy*" *by Edward Bach, The British Homeopathic Journal, April 1920.*

Chapter 6

七つの治療物質「バッチ・ノソード」の発見

一九二二年、ロンドン同種療法病院での仕事があまりに拡大してきたため、エドワード・バッチは自分の研究にほとんど時間がとれなくなりました。高まる名声はハーレー街の診療所でも処理し切れないほど沢山の仕事をもたらし、それればかりか彼はノッチンガム・プレースにも小さな診療所を残していて、貧しい人たちを無料で治療していました。

七大ノソードに関してまだ沢山の研究が残されていましたので、彼はロンドン同種療法病院専属の細菌学者、病理学者のポストを捨てて、まもなくポートランド・プレース、パーク・クレセントにある大研究所に移りました。

彼の天才ぶりは今やこの世界では広く知れわたるようになり、同種療法医たちは彼のことを「第二のハーネマン」と呼ぶまでになっていました。

一九二六年、彼はロンドン同種療法病院での研究を手助けしてくれたロンドンのC・E・フィーラー博士との共筆で、『慢性病――有力な仮説』という本を出版しました。この本はかなり売れ、対症療法、同種療法いずれの世界でも受け入れられました。彼の説く方法を使った誰もが満足すべき結果をえたため、その後注射に代わって経口ワクチンが広く使われるようになりました。

次の数年間は多忙な年になり、彼はハーレー街の診療所とパーク・クレセントの研究所の間を行ったりきたりする生活を送りました。常に助手が必要になるほど仕事は増えましたが、彼自身は七〇〇人を超す医師から送られてくる標本からワクチンを製造することに没頭していました。

それに加えて、海外からも医療関係者たちが訪れて、彼の方法を学びとるために、暫くの間彼の研究所で仕事を共にしました。最大多数の人が益するために、自分の発見を広く知らしめることが彼の願いだったのです。

当時の収入はかなりのものでしたが、彼は稼いだお金は一ペニーに至るまで研究の続行に必要な器材と、助手の給与に使っていました。お金をためるということがほとんどなかったので、一九三〇年に新しい仕事のためにロンドンを発ったときには、ポケットには二、三ポンドしか残っていませんでした。

エドワード・バッチは、治療で使われる手法や薬をより単純化し純粋化しようとの試みに挑み、疲れることがありませんでした。彼はさらなる実験と発見をし、X線、電気療法など他の科学療法を調査しながら昼間と夜の大半を過ごしましたが、その結果に完全に満足することはありませんでした。

彼はまた、病気に関連してダイエット（食養生）の効果も研究し、腸内毒素の生産量を減らすために手を加えない食物、果物、ナッツ、セリアル、野菜をとるように提案しました。

そのワクチン療法と結合させた食養生の効果は、一九二四年にロンドンで開催された英国同種療法学会大会で彼が講演したテーマです。「がんと関係する腸内毒血症」と題されたこの講演の中で、彼は「この益は全身の改善によってえられるものであり、局所療法による結果ではない」と指摘しています。

エドワード・バッチは、次に、自分が直観によって長年培ってきたある原理を科学的に証明しました。患者の気性が、彼に必要な治療を表示するもっとも重要な要素である、という原理です。ワクチンはこのようにして、局部の症状が消失してしまうほどに患者の全身の状態を改めるのです。

のちに彼は、花療法を通して「患者を〝気分のよくない〟状態から〝気分のよい〟状態に引き戻すことが治療の引き金になる」ことを知ります。

一九二七年に開催されたロンドン国際同種療法学会で、エドワード・バッチと彼の研究を助けてきた医師たちは、これまでに実証してきた仕事に関する論文を読み上げました。

ロンドンのC・E・フィーラー博士は開催の演説でバッチ博士の発見にふれ、こう語りました。

「この発案者は数分間で演説をしようとしていますが、彼が遠慮していい出せないことをこの私が代弁しましょう。私は数年来、彼と共同で仕事に従事してきましたので知識と自信をもって語ることができます。印刷された文の中に私の名が彼の名と併記されているのがみえます。私の行なったことはすべて彼のもともとの発見のあとにきたものであり、何もかも彼の業績に負うものであることを申し述べなくてはなりません。

まず、彼は細菌学者であり、細菌学的研究、実際には免疫の問題を研究していく過程で自らの理論に行き着いたことに注目していただきたいのです。さらに注目していただきたいことは、彼がこの理論を発見したときには同種療法については知識をもち合わせていなかったことです。これについての知識はあとからきたものであり、彼はその価値をすぐに確信し、今も確信し続けているのです」

自らの講演の中で、バッチは腸内毒血症から製造されたワクチンの研究結果によって、乾《かん》癬《せん》と腸内毒血症とが同一であるとの結論に至ったことを繰り返しました。

最後の一節で彼はこう語りました。

「疾病の物質から製造される治療薬ノソードとワクチンがありますが、後者と前者との関係は明らかです。

疾病を治療するために疾病を臨床的に用いることを専門とするあなた方の学派に対して、私は一つの治療薬を提案するものです。それは、私の信じる限り、あらゆる病の中の最たるもの、天才ハーネマンが予測して命名したあの慢性毒血症に効力をもつものです。私がハーネマン以上にはっきりその性質を示すことができると信じているとしても、彼の栄誉を少しも損うことにはなりません。むしろ、私は彼の業績を確証し、拡大しているのであり、それによって彼に敬意を払っていると信じているものです」

グラスゴーのT・M・ディシントン博士は講演の中でこう述べました。「私はこれまでの経験からバッチ博士の画期的大発見を確信するに至った」。
同時に、エドワード・バッチは、当時すでにワクチンを広範囲に使い始めていた逆症療法医たちにも自分の発見を知らしめていました。

ノソードとその経口投与法の成功にもかかわらず、バッチは七大バッチ・ノソードが一領域の病を代表するものでしかなく、それだけですべての慢性病を治療できるわけではないことを実感していました。また、使われている薬の性質にも満足することができずにいました。病気の産物（ワクチンとして使われている腸内微生物）をより純粋な薬に代えたいという気持ちが常に心の中にあり、将来の自分の仕事をこの目的に向けることを彼は決意するのです。

彼は自然界の植物や野草の中に新しい薬を発見する仕事に入りました。そして、バクテリア・グループと類似する効果をもつ植物を幾つか見つけますが、実験を重ねた結果、何かが欠けていてバクテリア・ノソードにみるような有益な結果がえられないことに気づきました。

一九二八年二月一日におけるロンドン英国同種療法学会での講演で、彼はこのことにふれました。

「乾癬の再発見」と題するこの論文は、一九二九年一月号の『英国同種療法ジャーナル』に投載されましたが、それは重要な意義をおびたものでした。その中で、彼は新しいより優れた薬を今後二、三年以内に発見し完成するとの公式声明を初めて出したからです。

これとの関連で次の抜粋文はとても重要であると思われます。

「七つのバクテリア・グループの代わりに七つの野草を提供できればと私は願っているのです。なぜなら、病に関係するものを症状の治療に使うということに、多くの人が多少とも異和感を覚えているように見受けられるからです」

同じ講演の中で、彼はハーネマンについてこう述べました。

「彼は文明をおおう状況が変化するたびに新しい病が起きてくるため、新しい薬を探す必要があるとみていました。この天才は、起こりうるすべての病に対処するだけの数限りない薬が、自然界の中に発見できる、という事実も理解していたのです」

この同じ年に、バッチは七大ノソードの代用となる三八種の野草薬のうち三つまでを発見しました。これらの治療薬はすべての病を癒し、起こりうるあらゆる症状に対応しうるものでした。病ではなく患者の気性または気分を治療することによって、彼は最終的に病の種類や性格、名称などがほとんど意味を成さないことを知ったからです。

別なパラグラフでは、こうも語っています。

「私たちはバクテリア・ノソードを植物に代用しようとあらゆる努力を払っています。現にその幾つかを、ほぼ正確に特定しました。たとえば、オルニソルガムの波動はモルガン・グループとほぼ同じでありますし、赤痢菌類の特性をほとんどすべてもつ海草も発見しています。しかし、何かが欠けているのです。その何かが、バクテリア・ノソードを放棄することを思いとどまらせているのです。この大切な点は極性です。

自然界の薬は相乗させると陽性の極をもちます。病気に関係するものは、その逆の極性なのです。そして、今の段階では、この逆の極性がバクテリア・ノソードによってえられる成果に不可欠な要素のように思えるのです。

おそらく、近い将来に新しい相乗法を開発できると考えます」

彼が、この新しい相乗法を発見したのは二年後のことで、これによって極性の問題は完全に除かれることになりました。

彼が同じ講演で述べた病気の定義も、彼の新しい発想を暗示するものでした。

「科学は生命が調和、つまり調子のとれている状態にあること、また病気とは不調和、または全体の一部が調子を外していることを示す傾向にあります」

経口ワクチンに関する研究はまだ完了していたわけではありませんが、医療の世界ではすでに広範囲にこれを使っていました。エドワード・バッチは発見したものを次々に一般に公表するのが性分で、病と戦う同僚たちがすぐに使えるかもしれない知識を隠しておくことはできなかったのです。

彼はいつでも自分の知識を無償で与えました。名誉も地位も彼には問題ではありませんでした。病人を健康に戻すことのみが彼の願いだったのです。

Chapter
7

野の花に秘められた神秘な作用

そのときまで彼の発見のほとんどは科学的研究によるものでしたが、自分の問題が科学によっては十分な答がえられないときには、エドワード・バッチは直観に頼りました。そして、常にそうした内なる知識が自分を正しく導いてくれることを、彼は発見したのです。

自分の近づこうとしている新しい仕事においては、直観のみが知性や科学を通しては発見できない真理に導いてくれるものでした。

一九二八年は記念すべき年になりました。その年に新しい仕事が誕生したからです。

研究室での実験や仕事から離れられるときには、彼はいつも植物や薬草を探すのに時間をかけ、それを七つのバクテリア・ノソードの代用にしようと考えていました。毎日のように田園地帯や海辺、公園から沢山の標本を持ち帰り、実験しましたが、ノソードの成果と較べても十分満足できる結果がえられませんでした。

彼はその理由について深く考えました。真のヒーリングの媒体となるものは自然界の植物や木々にあると確信していたため、彼は病気そのものについて、その原理と心身への影響についての理解を深めることに注意を傾けました。

そんなある晩のこと、ある晩餐会の席上でこの問題への答が与えられたのでした。

バッチは気がすすまないままディナーに出席していて、あまり楽しむことができずにいました。時間潰しにそれとなくまわりの人々を眺めていたときに、彼は人間が幾つかの明確なタイプをもつ集団に分類できることを知ったのです。大ホールにいる誰もが、そのどれかの集団に属していました。そこで、彼は人々の食事の仕方や笑い方、手や首の動かし方、体の姿勢、顔の表情、声の使い方などをよく観察しながら、その晩は残る時間を過ごしました。

ある人々には、まるで同じ家族に属しているかのような類似性がありましたが、もちろん血縁関係はありませんでした。

彼は、このことにすっかり興味を奪われ、食事が終わったときには幾つかの集団を分類し終え、それを七つのバクテリア・グループに比較することで頭はいっぱいでした。すでに集団の数は七を越えていて、もっと慎重に研究を進めれば、その数はいっそう増えるに違いない、と確信しました。

それはノソードに関してすでに進めていた、大がかりな研究の延長といえるものでもありましたが、彼はこの拡大された集団理論が病とその治療にも応用できるものなのだろうかと考えました。これらのグループの人々の病もまた似通ったものなのだろうか、と考えたのです。

そのときに、各グループの人々は同じ種類の病にかかることはなくとも、一人一人は同じ方法、あるいはほぼ同じ方法によって、どんな病にも反作用を起こす、というインスピレーションが湧いてきました。

彼はその晩に開かれた余興が終わるまで待っていられなくなり、この新しい発想をまとめるために早々とその場を抜け出しました。とはいえ、彼がこの問題に本格的に取り組むようになったのは、一九三〇年にロンドンを離れこの研究に全力を注ぐようになってからのことです。

それ以後、彼の下を訪れる患者たちは、一人一人精密に調べられるようになりました。性格特徴の一つ一つ、雰囲気、病に対する反応の仕方、仕草やささいな習慣の一つ一つにまで注意が向けられ、彼はすでにもっている薬を、使える限り、こうした指標に応じて患者に処方しました。

その成果はあまりに素晴らしく、彼は改めて自分の直観が正しい方向に働いていることを確かめました。それはハーネマンの原理を広げたもので、それまで実施してきたどのような方法よりも理想に近いものでした。

同じ年の九月末のある日のこと、彼は突然ウェールズに行ってみたいという衝動に駆られました。そして、内部からの導きに従って、二種の美しい植物をみつけるのに成功しました。

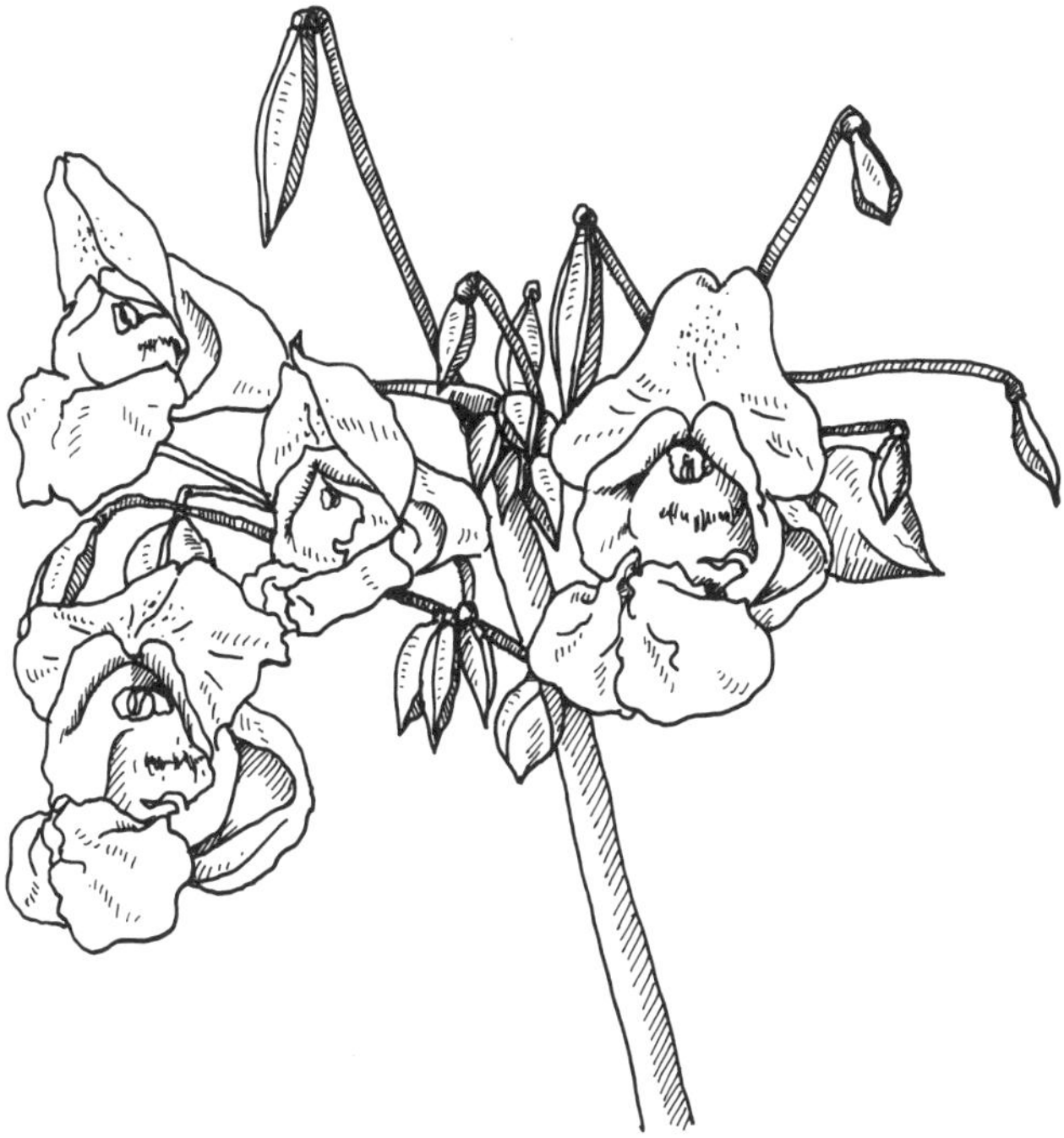

インパーチェンス
(ほうせんか)

それは、淡い藤色のインパーチェンス（ほうせんか）、金色の花を開いたミムルス（みぞほうずき）で、いずれも、山の溪流近くに多く自生する植物です。

彼は早速、この花をロンドンに持ち帰り、経口ワクチンを製造したときと同じ方法で処理することにしました。患者の性格に合わせて処方し使用してみた結果、この薬が即座に素晴らしい結果を生むことがわかりました。

同じ年に、彼はもう一つの植物をみつけました。野生のクレマティス（せんにん草）です。これら三つの植物が、彼がのちに発見するハーブ・レメディー（野草薬）で使われることになる三八種のハーブ（野草）の最初のものとなりました。

彼はこのわずかな薬を使い、患者の性格だけを頼りに治療を始めました。その成果は、一九三〇年二月号の『ホメオパチック・ワールド（同種療法の世界）』に「新薬とその使い方」というタイトルで発表されました。

エドワード・バッチはこの新療法に強い確信を覚え、一九二九年の末にはこれまでのバクテリア・ノソードを純粋かつ単純な野草に切り換える決意をし、他の療法をすべて放棄して、ミムルスとインパーチェンス、クレマティスのみを使うとともに、さらに他の野草をも探すことになりました。

この新しい方法が具体的にどのような形をとるかについては皆目わからなかったものの、ともかく自分がまったく新しい薬学体系を発見する直前にいることだけは、確信できました。探究を始めようとの衝動があまりに強烈だったため、彼は休むこともできず、また自分と同僚たちが完成しようと必死になっていたノソードの開発をも、続けることができなくなりました。

自分がそれまでにしてきたことは、この新しい治療体系への踏み台にすぎなかった、と彼は考え、真新しい理論に真剣に着手しようと、いても立ってもいられないほどでした。

そして、ついに彼はロンドンでの仕事をあきらめて、性格型《タイプ》を発見し、そうしたタイプを癒す薬をさらに追求すること、またそうすることによって人々を苦しめているすべての病を癒すことに全力を尽くすつもりであることを、友人たちに告げることになりました。

友人たちは驚きました。彼らは常にバッチを科学研究の指導者としてみなし、この薬学の分野で今まで通り今後も発見を重ねる天才と考えていたからです。

彼らは経口ワクチンで十分満足していました。それに較べうる発見はまだなされていませんでしたし、ほとんど実用性がないただの夢に思える彼の新しい発想には、とても付いて行くことができなかったのです。

友人たちは、未完成のこの仕事をあきらめないよう説得しようと必死に努めましたが、もっと偉大な発見をするのだというバッチの揺るぎなき確信は決して崩れませんでした。

かつての仕事をすべて放棄するというエドワード・バッチの決断は、決して楽なものではありませんでした。

ハーレー街での仕事は年間五〇〇〇ポンドの収入をもたらしていました。全世界の医療従事者に送るワクチンを処方するだけでもフルタイムの仕事になりましたし、それに加えて彼はこの方面では注目すべき天才とみられていて、将来も約束されていたのです。

しかし、彼はそのどれに対しても何一つ悔いを残しませんでした。

彼の心を把えていたのは、日を追うごとに強まってくる確信だけでした。自分の仕事は別な方向にある。自分の探し求めているものは自然界の木々と草花の中にみつかる、という確信です。それは、自然界そのものがすでに人間に処方してくれている薬でした。

彼はまた、自分が聖なる癒しの賜物――これは少年時代からの夢でした――を手にしていることも知っていました。多忙な年月の間に何度か、患者の腕や肩に手を当てたいという強い衝動にかられ、その通りにすると患者が即座に癒されたことがあったからです。

バッチには、いつこれが起きるのかわかりませんでした。彼は、悲嘆の中で自分のもとにやってくる人の苦しみを解いてあげたいという、押さえきれない同情と強烈な願いに突然襲われるのだ、とよく言っていました。そして、自分の手から患者へと癒しの生命が流れ下るのを感じると、患者はその場で治ってしまったのです。

そのようなわけで、一九三〇年の春に、当時四三歳だったエドワード・バッチは、自分の仕事をまったく違った線で、初めからやり直す準備にかかったのでした。

彼の偉大な知的能力は幾多の科学的発見を彼にさせ、伝統的な薬とホメオパチーを通してのその応用は、沢山の人々に救いをもたらしました。しかし今、彼は自分の中に、あの聖なる霊感、真の知恵が目覚めてくるのを感じていたのです。

霊感に導かれた彼は、科学的、人為的な治療手段をすべて放棄して、大自然の単純な方法に戻ろうとしていたのです。

Chapter
8

医学を捨てる

一九三〇年初め、エドワード・バッチはロンドンを離れ、すべての時間を新しい仕事と野草薬の発見に注ぐ決意をしました。

決断を直ちに実行に移すというのが彼の信念であり、二週間のうちにバッチは自分の広範囲な業務を仲間たちに配分し、研究所を閉鎖してしまいました。

かつての仕事のために書いていた論文やパンフレットをすべて燃やし、注射器とワクチン瓶をすべて壊し、中身を下水に流してしまいました。

彼は中途半端が大嫌いな性分でした。

七つのバッチ・ノソードの処方を完成させるのに残された仕事は、最近まで彼を手助けしてくれていた医師たちに委任されました。研究所の設備と診療室の家具はすぐに売却され、そのお金だけが彼の財産でした。彼は稼いだお金はすべて研究に使ってしまっていたからです。一九三〇年五月のある朝早くに、彼は友人たちに別れを告げてロンドンを発ちました。彼は自分が捨て去った地位と富に対して少しも悔いることなく大冒険に旅立ち、ウェールズの中央部にまで旅して、ここで原野に咲く素朴な花から薬をみつけ、製造しようと希望に胸をふくらませました。

ロンドンを発つ前の晩に、彼は内科医のジョン・H・クラーク博士の言葉に勇気づけられました。博士はこう言いました。

「君、昔ならったことはすべて忘れてしまうのだ。過去を忘れて前進したまえ。君は自分の探し求めているものをいつか見つけるだろう。そのときには、また君を迎えて支援しようじゃないか。わしの寿命は長くはないと思うが君の帰る日を待っているよ。わしらが救えずにいる人たちに君が大きな喜びと救いを持ってきてくれると信じている。わしは自分の仕事を火に放り込んで、君がみつける新しい薬に準備をしておこう」

このクラーク博士は「一二人の癒し手」と呼ばれる野草薬の発見を耳にするまで生き延び、死ぬ前に彼の編集する学術誌『ホメオパチック・ワールド（同種療法の世界）』誌にその最初の記事を載せることができました。

ロンドンに別れを告げた今、エドワード・バッチはこれまで自分を引きこもりがちにさせせ息苦しくさせてきた交通騒音や人込み、林立する家々を後にすることに、喜びと興奮を覚えました。

センシティブな性格だった彼は長いこと、静かな田園地帯や原野、森林にあこがれていました。そして今、心の願いに向かって旅をし始めた彼は、退屈な授業から解放された子供のように、幸せな気持ちで胸をふくらませるのでした。

彼は熱中する性格とすさまじいバイタリティーによって、四三歳という年よりずっと若くみえました。その勇気には限界がありませんでした。新しい大いなる仕事をするのだという内なる確信だけを頼りに、今後はすべてを一人でやっていかなければならないことを知って、探求の旅を開始したからです。

二、三のスーツケースと研究所の設備を売って得たお金をもって、何が自分を待ち構えているのか、研究の結果がどうなるのかもわからないまま、彼は旅立ちました。知っていることはただ一つ、あらゆる治療法の中でもっとも実用的で、これまでに知られていなかった効果を引き出せる治療法を発見する、ということでした。自然界そのものがまことの医者だからです。

ウェールズに着いてから、彼はあることに気づいて、やや失望しました。これから発見しようとしている新しい薬の製造に使う乳鉢と乳棒を詰めたスーツケースの代わりに、靴の詰まったスーツケースを持ってきてしまったのです。

ところが、まもなくこの「誤まり」に感謝することになりました。ほどなくして、彼は新しい製法を発見したのです。それには乳棒も乳鉢もいらず靴が必要でした。実際、靴がもっとも大切な備品になりました。それからというもの、彼はウェールズやイギリスの南部、東部、川や海沿いなど、国中を放浪しながら何千キロという道のりを、人と自然を観察しながら歩くことになったからです。人と自然を観察し理解を増すということが、新しい野草療法の体系化に結びつくことになります。

エドワード・バッチは、治療を職業とは考えずに、聖なる芸術とみなし、この治療の仕事に携わる特権をもつ者は、人に奉仕する心構えをもたなくてはならないという気持ちを、ますます強めていました。健康は商品ではなく万人の権利です。それで、ロンドンを発ってから人生を閉じるまでの間、彼は患者に一銭のお金も要求せず、富める人にも貧しい人にも、等しく救いの手をさしのべました。

研究に費やす歳月の間、彼は金銭の欠乏から、生活必需品や体の面でかなり辛苦を強いられましたが、彼にとってこのようなことは少しも問題ではなく、これによって研究が阻まれることもありませんでした。

他人が困っているのをみていられなかった彼は、自分のもっているわずかなものも人に分け与えました。「バッチはもっている以上のものを人に与える」という言葉ができたほどです。

彼の助けを有難く思う患者たちと理解ある友人たちから寄せられる寄付や贈物で、彼は仕事を継続させることができました。このようなわけで、自分が新しい旅や仕事の新しい展開を考えているときには、必要なものをまかなうに十分なものを与えられることを彼は知ったのでした。

これによって彼は自分が正しい方向に向かっていること、あとは全能の神に身を委ねて前進するだけだ、という確信を強めました。

Chapter
9

フラワー・レメディーの造り方
①＝太陽法

エドワード・バッチはウェールズ地方の小さな村に落ち着き、彼の集団理論を構築し、新薬を探究する仕事を開始しました。

彼は、自分の探し求める薬効成分がどの植物に含まれているのかを、まったく知りませんでした。わかっていたのは、それらが有益な質の高いものであるということくらいです。有毒成分や毒性植物は、人体の治癒に本当の意味での作用をしない、と彼は確信していたのです。

　正しい薬は深刻な反応を呼ぶこともなく、服用するときも不快なものではないはずである。その効果は優しく、確実で、心と体の両方を癒す結果になるはずだと彼は感じました。また、そのような薬を製造する新しい方法、これまで使われてきたものより単純な方法をみつけなければならない、とも考えました。

　その年の春は遅くやってきました。夏の花の最初のものは、前の季節の花と一緒に咲いたので、森や草地、生垣や川岸は花一色に染まりました。

　バッチは植物の育っている場所、選んでいる土壌、花弁の色、形、枚数、また塊茎で広がっていくのか、根や種子で広がっていくのかなどに注意しながら、沢山の植物を調べて一日中過ごしました。一つの植物の近くに幾時間も座り、新鮮な標本を求めて沼地や沢地を伝ったり、山頂に登ったり、小径や原野を何キロも歩いて過ごし、一つ一つの花や草、木々の習性や特徴を、できる限り学びとりました。

　彼は、正しい薬効成分をもつ植物は野山に自生する野の花にあると確信してはいたものの、まめだおし、サボテン、シーウィードといった原始的な種類、またヒヨス、ナイトシェード

(毒なす)、トリカブトといった有害植物、また人間が食用にしている多くの植物も除外すべきことを知りました。

真の治癒力をもつ植物はそれとは違う目《もく》の中にあり、数も少なかったのです。人体の苦しみを和らげるような薬効成分をもつ植物は沢山あり、薬にもすでに使われています。しかし、「真の治癒植物」には、これに優る大きな力が秘められていました。

病を一時的に和らげるというものではなく、治すこと、心身に健康を取り戻すことがその働きでした。

毎日のように探索を続けるうちに、バッチはその年の後半に植物をみつけるとの結論に至りました。これらの植物は日がもっとも長く、太陽の力が最高のときに花が開くはずである。その薬効成分を百パーセント取り出すには花だけを使えばよい。植物の生命は種子を形成する花の中に集められているからだ、と彼は確信しました。

選びとる植物は、種類の中で一番完全なものでなければなりません。花は形も色もきれいでなくてはなりません。自然界はもの惜しみしないので、目指すものは沢山みつかるはずです。

五月のある朝早く、まだ露が降りたままの原野を歩いていたときのこと、この露の一滴一滴にそれが降りている植物の薬効成分が含まれているに違いない、という思いが彼の心の中にひらめきました。太陽の熱が液体を通して作用し、それらの薬効成分を引き出して露の一滴一滴に力を帯びさせるためです。

そのときバッチは、自分がこの方法で求める植物の薬効成分を手に入れたならば、そこから製造される薬はその植物の完璧な力を含み、これまでに知られているどのような薬品にもみられない治癒効果を発揮するだろう、と直観しました。

植物の治癒力を抽出するプロセスは単純なものになる――それはすべての食品の中でもっとも完全なハチミツが、蜜蜂によって花から集められるのと同じくらいに単純なものだ、と彼は感じたのでした。

彼は、太陽が蒸発作用を起こしてしまう前にある花々から露をかき集めてこの理論をテストし、自らそれを試してみることに決めました。まず初めに、色々な花を揺すってその露を小瓶に移しかえ、太陽光にさらされていた露を入れた瓶と、日陰になっていた露を入れた瓶とに分けました。

ロンドンでの後半生の日々、特にウェールズで過ごした数週間で、バッチは自分の感覚すべてが研ぎ澄まされ、ますます充実していくのに気づいていました。彼は、それまで自分が意識することのなかったものを感じたり、見たり、聞いたりすることができる自分に気づき始めていたのです。

そのよく発達した触感を通して、彼は自分がテストしてみたいと思うどのような植物からも、波動と力を感じとることができました。また、彼の体はこのような波動にとても敏感だったため、即座に反応しました。

何かの植物の花弁ないし花全体を、手にとったり舌に触れたりするだけで、その花に秘められた性質の作用を、体で感じることができました。その中には心身に強化・活性の作用を生むものもあれば、苦痛や吐気、熱、吹出物などを起こすものもありました。

彼はよく、自分の実験室に素晴らしい器材が入ったので、もう一人で仕事ができるようになったといったものです。実際、彼はどのような研究所よりも優れた設備をもっていました。なぜなら、どのような科学的機械も、直観と五官という創造主が人間に与えたもうた道具ほどには、優れた働きをすることがないからです。彼はこのような手段によって、花々から集めた露をテストすることができたのでした。

花そのものには彼の探し求めていた治癒物質は含まれていませんでしたが、各植物から集めた露に、ある種の明確な力が含まれていることに気づきました。

この実験から判明した大切なことは、太陽の熱が抽出プロセスに必要欠くべからざる要因になっている、ということでした。日陰で集められた露は、太陽の光をいっぱいに浴びている植物の露ほどには力をもっていなかったのです。

バッチの高度に研ぎ澄まされた感性は、研究の目的とするものにとっては必要でしたが、ときどき心身に急な苦痛を起こす原因ともなりました。急な騒音、人込み、風通しの悪い場所は、彼をひどく消耗させ、失神させることがよくありました。顔は色を失い、手足は震え、そのデリケートな感覚を周囲の低く荒い波動に調整させるまでに、何時間かかかることも度々でした。

高度に訓練された音楽家が突然調子外れのオーケストラの中に入り、調子を崩してしまうのと較べれば、よく理解できると思います。

彼の大いなる勇気と目的意識の強さ、その並外れた回復力と抑え難いユーモアのセンスだけが、このような苦しみを克服させたのです。

太陽に暖められた露が植物の性質を呼収していることを証明した彼は、治療薬の製造法を完成させる決意をしました。

各々の花から十分な量の露を集めるのは、あまりに手間がかかる仕事であり、時間がかかりすぎます。そこで、彼は選んだ植物から幾つか花を摘みとり、近くの清流からくんできた水を一杯にはったガラス製のボールにこれを浮かべて、野原の上で数時間太陽光線をいっぱいに浴びせました。

これによって、水が植物のパワーを帯び強い力を生むことがわかり、彼は非常な満足を覚えました。

彼はついに、数年来探し求めていた新しい薬の製法を開発したのです。遡って一九二八年に、彼は英国同種療法学会での講演の中で「きっと近い将来に新しい相乗法がみつかることでしょう」とこの発見を予見しました。

のちに彼が発見した一九種のフラワー・レメディー（花の薬）はすべてこのサンメソッド（太陽法）で造られました。

バッチはこの発見を非常に喜びました。この方式では、使われる植物を壊したり傷つけたりすることがまったくありません。すべての製造過程は、その植物が育った場所で行なわれます。摘み取られる花は、どれも新鮮で完全な状態のまま使われ、植物から水へと移す際に花のパワーはまったく失われずに済むのです。

それは、彼がずっと念願してきた単純な方式でした。しかも、単純にして効果は大でした。火、土、風、水という大自然の四大元素がここに使われ、それらが一つになって大きな効き目を表わす治療薬を生み出すのです。

「地は植物を育み、風は息を与え、太陽あるいは火はその力を分かち、水は集めてその有益な磁気治療力でいっぱいになる」

とバッチはこのサンメソッドについて論文の中に書き入れています。この論文は一九三〇年の後半に『ホメオパチック・ワールド（同種療法の世界）』誌に「病気と治療に関する基本的考察」という題で紹介されました。

この実践的かつ平易な治療薬の製法は、真の知識は人間の頭によってえられるものではなく、生命の自然かつ単純な真理を受けとめる能力によって生まれるという確信を、彼に与えることになりました。

右の論文の中で、彼はこうも書いています。

「この製法の単純さがあなた方をつまずかせることのないように、と願うものです。調べれば調べるほど、ますます自然界が単純であることに私たちは気づくのです」

Chapter
10

心を癒す新しい医療

特定植物の露を初めて試験して間もなくの頃、エドワード・バッチは海岸沿いの植相を調査するために国中を巡り、最後にプウルヘリから二、三マイルの海辺の小村アベルソクに辿り着き、そこに七月の末まで滞在しました。

この村で、彼は野生の薬効成分を抽出する太陽法を完成させ、新薬の紹介となる自著『ヒール・ザイセルフ（汝自身を癒せ）』の原稿をも執筆しました。

この本は、健康人と病人の性格型《タイプ》一つ一つについての長年にわたる集中的研究で明らかにされた、人間の性質に関する大いなる知識を含むものであり、病の真の原因と新しい治癒原理を説明するものでした。

原稿は毎日毎日、原野の中に座ったり、海水浴のあとで浜辺で日光浴をしているときに書かれ、それを通して、あらゆる病人に大いなる希望のメッセージが綴られました。それは、彼が新薬の発見によって、もはや健康を取り戻すことをあきらめている多くの人々に、救いと治癒を与えることができる、と知っていたからです。

この本の中では、体の病は主として肉体的原因によるものではなく、本人の正常な幸福感に干渉する乱れた心の状態、あるいはムードによるものであること、またこのようなムードが放置されたままになっていると体の器官や組織の働きをも乱し、その結果病気になる。それは、心《マインド》はどの人間にあっても精神的、肉体的状態を絶対的に司るものだからである、と平易に説かれています。

従って、心労や恐怖、憂鬱《うつ》といった心のどのような乱れも、平安な気持ちを失わせるだけでなく、神経を通して肉体的にも伝えられ、各臓器の正常な機能を攪《かく》乱し、組織の調子と活力を失わせる結果になるのです。

しかし、心が正常な平和と幸せな気持ちを回復すれば、体の制御も完全さを回復し、体が受けているどのような病も苦しみも、自動的に洗い流すことができるのです。

このような乱れたムードが、病気治療の真の指標となるものでした。そして、不健康を起こさせている心の状態を患者自らが排除するのを手助けするのが、新しい薬物学のもたらす治療効果でした。

『病と治療に関する基本的考察』と題された論文の中でバッチが書いていることですが、薬草療法だけでは

「私たちの波動を高めるが、そうすることによって、心身を浄化し癒してくれる霊的な力を低下させてしまう」

のです。

『ヒール・ザイセルフ』の中で、バッチは人生の中での幸福感がどれほど大切なものであるかを強調しています。それは健康をもたらしてくれるばかりか、人が他人に影響されずに地上での人生を心ゆくまで生きていること、またそうすることによって、他の人たちにも多大な助けと奉仕ができることを表示するものだからです。

彼自身の経験と人々を綿密に調べたことから、バッチは人間には最高の幸せと喜び、健康の中に地上の人生を導き入れるのに必要な知恵と知識がすべて授けられていること、それに気づきさえすればよいのであり、この知恵は直観と本能を通して人に与えられることを確信していました。

この二つ、つまり直観と本能は人間の「高き自己」と地上的性質との間の通信手段であり、聖なる源に発しているので絶対的な信頼をおくべきものでした。それに対して躊躇なく従うことが、健康と幸福の秘訣でした。

他人の干渉や提案によって自分自身の内なる確信に従うことが妨げられていると、恐怖心や不決断、嫌悪感といった摩擦し合う心理状態に襲われて、幸福な気持ちは損われ、健康をも悪化させてしまいます。

「本能と直観を通して学びとり、私たちの魂――高き自己――の命令に従うこと」から結果してくる真の幸福は、人間の生得権であるだけでなく、人が地上の生活でえようと努めている徳、優しさ、勇気、強さ、不動、知恵、平和、愛といった徳のすべてをもたらしてくれるものです。

不幸せな気持ちはそれとは逆のもの――貪欲、残酷、自己中心的な愛、不安定、無知、プライド、憎しみなど――を引き寄せ、それが病の原因となります。

その言葉の真意を知る人はほとんどいないものの、誰もが直観をもっています。バッチはそれを自発性、つまり他に左右されずに自分自身でいる能力、と定義しました。彼は友人への手紙の中でこう書いています。「直観と呼ばれるものは、自然でいること、あなた自身の願いに完全に従うこと以外の何ものでもありません」。それは、他の幸せに干渉せず自分への干渉も許さず、自分自身にだけ依頼する明るい健康な子供と同じです。

バッチ自身は、自分の仕事においてだけでなく、私生活においても、もっぱら直観に頼る人でした。彼は常に彼自身であり、自然で自発的で、まわりの環境や他の人々に左右されるということがまったくありませんでした。

『ヒール・ザイセルフ』の最後の文は、自分自身の聖なる知恵への絶対的信頼から結果してくる幸せの大切さを、ふたたび強調しています。バッチはこう書いています。

「そのように、わが兄弟、姉妹方よ、あなた方は出てきて聖なる知識の光に浴し、幸福になり、幸福を人に伝えるという神の大いなる計画に加わる仕事に、着手してほしいと思います」

彼は原稿を仕上げるとロンドンの各出版社に持ち込みましたが、どこも出版する責任を負おうとしませんでした。内容があまりに革命的すぎると思えたためです。

この頃、バッチは資力が底を尽き、自費出版する資金がありませんでした。万人がそこから益するよう自分の発見したものをできる限り沢山の人に知ってもらうことが彼の願いだったため、彼はとても落胆しました。

数日後、バッチはロンドンにいることが難しくなりました。相変わらずかなり敏感な体質だった彼は、騒音や人込みにすっかり疲れはて、体調を悪くしていたのです。そこで、暫くの間原稿のことは忘れ、田舎の静けさと平和に戻り、新しい薬の幾つかをみつけて太陽法によって処理する作業を続けようと決意しました。

Chapter
11

病は「気」から

バッチは、ロンドンからノーフォーク海岸にあるクローマーという名の海沿いの小さな町に直行しました。一九三〇年八月から翌年の春までそこに滞在し、その間に「一二人の癒し手」と彼が呼んだ一二の薬のほとんどをみつけ、調合しました。

彼はこの小さな町と人々をとても好きになりました。それで、植物を求めてイングランドとウェールズの各地を旅しなければならなかったにもかかわらず、次の四年間は毎年数か月はクローマーで過ごすことになります。

新たなヒーリングの手法の原理が今、彼の心の中に明確な形をとっていました。そしてあらゆる性格型《タイプ》の人々に共通する心の状態またはムードを分類し、そのムードの一つ一つに対応する薬をみつけ出すことが、すぐに着手すべき仕事であると知りました。

「病とはある心理状態が固化したものであり、患者のムードを治療することのみが必要である。そうすれば病は消滅する」と彼は当時、同僚に書いています。

彼は、クローマーに滞在している間に人間の性格を研究する豊富な機会をえました。町は、仕事と日常生活のささいな心配事から解放されて休日を楽しもうと訪れてくる人たちで一杯でした。一方、町の人々は訪れる人たちを楽しませたりもてなすのに大忙しで、漁師も自分たちの仕事に追われていました。

バッチは、健康で正常な人々を研究する好機を楽しみました。かつて病院の中で病人にばかり囲まれて時を過ごしていたときよりも、もっと多くの洞察と理解を人間性の問題に加えることができる、と思ったからです。

あらゆるタイプの人々がそこにいました。田舎の人や都会の人、漁夫、労働者、放浪者、老人、若者、金持ちや貧乏人など、あらゆる人生様相をみることができました。彼は人々の間に混じって海辺や街中を歩き、日常生活のささいな事柄に彼らがどんな気持ちや反応を向けるかを綿密に調べることに、時間の多くをかけました。彼が見たものは、すでに発見している知識を確証するものでした。

誰もが特定の集団またはタイプに属していて、同じ集団の他の人々と基本的に同じ種類の性格、個性、気性をもっていました。

それぞれの集団の人たちは、その行動や心の姿勢またはムードによって、はっきり識別することができます。例えば、神経質な人は、最初に海に飛び込むのを恐れます。優柔不断グループは、入ろうと心に決めるまで時間がかかります。気の短い人たちは、さっさと歩いて入ってしまいます。心配症の人は、初めに水温を計ろうとするなど、誰もが自分のタイプに応じて行動していました。

それと同じことが病気の際にも起こります。

インフルエンザの流行するときには、一人一人は症状はどの場合も同じでも、怖れ、不決断、短気、心配症といった心理的姿勢を示して、その気質に応じて病に反応するのです。

従って、病のもつ性質は深刻に考慮する必要がありません。必要となる治療の指標となるのは、本人のムードなのです。体の健康は本人の心理状態に完全に頼っているからです。

病の治療においては、体の症状とは関わりなく、それぞれの心のタイプ、状態に違った薬が必要とされます。

バッチは、自分がまだ病院にいた医学生の頃から、この問題について多くのことを認識していました。そして後年、細菌学者、同種医学者として自原ワクチン、ノソードで患者を治療したときに、それを実地に確かめることができたのです。

当時、彼は同一タイプに属する患者はすべて、どのような病にかかっていようと同じ方法で多かれ少なかれ反応を起こすことを確かめていました。ある人は喘息にかかり、ある人は不消化やリューマチなどにかかっているかもしれません。しかし、これらの病の背後には、その人たちの性格類型に特徴的な、隠れた原因が存在していたのです。

当初彼は、腸の毒化作用がこの隠れた原因であり、そこを治療してきれいにすれば、患者が苦しんでいるどのような症状をも治癒できる。従って、局所的な治療は一切不要である、との信念をもっていました。

しかし、最近の研究によって、隠れた原因は様々なタイプの人が病む心の状態または気分にあることを、確信するようになりました。彼の探し求めていた薬は、このような気分を除くことによって治癒を起こすものでした。

ちょっとした心配事が心を横切るだけでも、顔に緊張した表情が現われます。そこで、大きな心配事が重なればそれと呼応して、体にももっと大きな影響が現われるのです。しかし、いずれの場合にも早期に心配事が除かれて、心の平和と気持ちよさが取り戻されれば、体への悪影響はすべて消えてしまいます。

心配や恐怖、ショック、緊張といった気分によって脳の働きが乱れた結果にすぎない体の病は、それ自体は症状にすぎず、患者が必要としている治療の指標とはなりえないのです。治癒は原因を除くことによってのみえられます。

心の状態、気分だけが不健康の原因であるという事実を認めることになれば、病人、健康人とともに、共通する病への恐怖心をなくすのに大きく役立ちます。そうなれば、患者の協力――よくなろうという真剣な願い――によってどのような不治の病や慢性病もなくなるのです。なぜなら、病への恐怖心が病を克服する際に立ちはだかる最大の障壁の一つになっているからです。

新しい薬の成分は、患者が恐怖心や心配、またそれとともに体のかかっている病をも容易に取り除くことができるほどに、本人のパーソナリティー全体を元気づけるものでなくてはなりません。

それまでの医学で使われてきた薬は病の症状を和らげることはしましたが、下に隠れた原因――気分《ムード》――まで取り除くことはしませんでした。そのため、患者は精神面でのトラブルを克服するための手助けがえられないままになっていました。たいていの人にとってそれは容易なことではなく、ほとんど不可能な人も少なくありません。なかなか治らずにいる人が多いのもそのためです。

急な激しい気分が通り過ぎた結果起こる急性の病の場合には、体への乱れた影響はすぐに収まります。しかし、その気分を早めに除いておかないと乱れはさらに続き、各器官や組織にいっそう強い影響を与えて後の効果が長引き、「慢性」病を起こすことになります。

とはいえ、ひとたび心と脳が正常な体の制御を回復すれば、世にいう慢性病や不治の病も消滅するのです。

場合によっては、体は長期に及ぶ苦しみによってその反応が鈍化していて、心と比較するとゆっくりとした歩みをとるかもしれませんが、忍耐すれば必ず反応するようになります。とはいえ、回復したいという患者の側の願いが常に決定要因となります。

前進していることを示す最初のもっとも大切な指標は、「前よりずっと気分よく感じます」、「本来の自分に戻ったような気持ちです」という患者の言葉です。これは、心の静けさが回復され、乱れた心の状態を除いたことによって病の進行がくい止められたことを示しています。体の状態は改善され、治療を続ければついには健康になります。

エドワード・バッチは、従来の治療概念をはるかに先行していました。そして、自分がこれまで採用していた手段がすべて新しい単純なものと置き換えられてしまうまで、さらに突き進もうとしていました。

研究を進めていくにつれ、彼は体の健康は心の状態によってコントロールされ、体の訴える症状とは関係なく、様々な気分やフィーリングが求められる薬の指標になる、という結論に達していました。

また、まったく同じ反応や気分を起こす人は二人といないので、同じ病でもそれぞれに違った影響を受けている。従って治癒を起こすにも、別な薬が必要であることがわかっていました。

患者の病ではなくパーソナリティーを治療するというのが、新しい薬学体系の原則でした。心理状態あるいは気分を治療して正常に戻せば、それとともにどのような病も消えていくのです。

気分は日に日に、時々刻々変化しますので、必要になってくる薬もまた、特に急性の症状の場合には、現われてくる気分の一つ一つを治療するために頻繁に変えなくてはなりません。

そこで、患者は診察する度に新しい診断と新しい処方を要する新しい患者とみなさなければなりませんでした。

病の過程で現われてくる一つあるいは複数の気分に応じて、単一の薬か複合した薬が必要になりました。

かかる恐れのある病もまた防ぐことができました。現われてくる病の兆候は事前に心の状態にはっきり現われてきます。この場合、本人が「本調子ではない」という感じを訴えるときに治療を開始すべきであり、それによって切迫する病も阻止できます。

ある性格の人々にいっそう大きく作用する「気分」もあったものの、だいたいはすべての性格の人に共通するものでした。

たとえば、恐怖心は過敏で緊張しやすいタイプの人に一番共通するものですが、ときには意志の強い大胆な人も、恐れたり戦慄を感じることがあります。

バッチはそこで、あらゆるタイプ、あらゆる年齢層の人たちがかかる気分に研究を集中させて、一二種類の主たる心理状態を発見しました。

1、恐れ
2、戦慄
3、心の苦しみまたは心労
4、優柔不断
5、無関心、退屈
6、疑いまたは落胆
7、心配症
8、弱気
9、自己不信
10、短気
11、熱中しすぎ
12、プライドまたは冷淡

一九二八年に、バッチはイギリス各地の土手や清流の端々に自生しているミムルス（みぞほうずき）の金色の花からエッセンスを抽出し、それを使って恐怖心が特に目立つ患者をさまざまな病から治癒させるのに、大きな効果をあげました。

どの患者の場合も、下に潜む原因――恐怖心――が消えるにつれて身体的症状もなくなり、健康と幸せな気持ちが回復されました。

この薬についての記事は、クレマティス（せんにん草）、インパーチェンス（ほうせんか）など他の二、三の薬を合わせて、一九三〇年二月号の『ホメオパチック・ワールド（同種療法の世界）』誌に掲載されました。

クレマティスは、無関心でぼんやりした性格の患者に使って、素晴らしい効き目を表わしました。

インパーチェンスは淡い藤色の花だけから製造し、短気でいらいらした性格が目立つ患者に使いましたが、結果は予想を上まわるほどのものでした（訳注：インパーチェンス Impatience という語に、〝ほうせんか〟と〝短気〟両方の意味があることは興味深い）。

こうして、彼はすでに三つの新薬を手に入れ、その効果を実証していました。

Chapter 12

七つのフラワー・レメディー「セブン・ヘルパーズ」

ミムルス（みぞほうずき）、インパーチェンス（ほうせんか）、クレマティス（せんにん草）という三つの薬からえられた成果は、病気治療の指標となるのは様々な心の状態または気分であり身体的な症状ではないという、バッチのこれまでの理論を、完全に裏づけるものでした。

この方法で扱われると、症状はすぐに消えるだけでなく、患者の健康全般が大きく改善され、人生への興味と幸せな気持ちをも増すことができるのです。

この三つの薬は、こうして新しい薬学の核心部分となり、バッチはすでにそれを医学界にも知らしめていました。その最初の記述は一九三〇年二月号の『ホメオパチック・ワールド(同種療法の世界)』誌に「新薬とその新しい利用法」というタイトルで発表されました。

その年の八月、彼はあい変わらず小さな港町にごった返す人たちの様々な性格型《タイプ》を研究するのに大部分の時間を使っていましたが、もっと多くの治療薬を探そうと朝から晩までクローマー周辺の野原や小径を、杖を片手に散策するようにしていました。

彼はノーフォークのブローズ(湖沼地域)の沼地や川岸から、海岸沿いにもっと北に行ったブラケニーとクレーの塩水沼沢地までの、何一〇キロ四方にもわたる地域とその植相を調査しました。そして、このような散策の中で、新しい治療法に必要な薬効成分を含む七つの花を発見することになります。

一つだけ例外はありましたが、どれもクローマーの道傍や原野に自生しているもので、イングランドの全域にわたって共通に認められる、ごく月並みな野花でした。

その中には、彼の知っている限り、それまで治療剤として一度も使われてこなかったものがありました。また、かつて薬として使われていたものの、その力が忘れ去られ、使われなくなってしまったものもありました。また、その本当の力は認められていないものの、今現在使われているものもありました。

当時、薬に使われる植物はほとんどの場合、工場に着くまで長い時間がかかる地域で採集され、使用に供されるまでに、幾多の人の手やプロセスを経なければなりませんでした。このような多くの加工の過程で、しおれた植物は力のほとんどを失ってしまうのです。

バッチの方法は、前にも述べた通り、完全な状態で開花している植物を選び、その花のみを摘み、摘んだその場で薬効成分を抽出するというもので、この方法では生命と健康を与える植物のパワーはまったく失われません。

彼が薬効成分を試した最初の花は黄色いアグリモニー（西洋きんみずひき）です。この植物はあまりにありふれているので、その美しさを気にもとめずに通り過ぎる人は沢山います。イギリスの田舎のどこででも、道傍の茂みや野原に沢山生えている植物です。

その小さな花は金色で、同じ色の雄蕊《おしべ》が沢山ついています。花弁がしおれて落ち、種子が熟してくると、そのか細い茎はかぎ状の微毛におおわれた鈴形の実でいっぱいになります。これらが、人の衣類や動物の毛にくっついて、あちこちに運ばれていくのです。

バッチは、この植物の花が心労の薬になることを発見しました。心労とは、明るい外見の背後に隠れていることの多い、落ち着きのない、苛まれた心の状態です。

次に彼が実験したのは、チコリー（キクニガナ）の鮮烈な青い花で、これは心配、特に他人のことを心配しすぎる人に薬となることがわかりました。それは、他人の世話で翻弄される傾向のある人にとても必要な、静けさと落ち着きを与えてくれるものです。

その二、三日後に、今度は車道沿いの古い石垣の下から顔を覗かせている小さなバーベイン（くまつづら）の花に行き当たり、この花が熱中しすぎで張りつめた心理状態への薬となることを発見しました。

高さ三〇センチほどに育つこの小さな植物は、気づかずに通り過ぎてしまうほど目立たない存在です。沢山に枝分かれする細い茎は淡い藤色で、とても小さなものです。

アグリモニー、チコリー、バーベインという三つの花をみつけたバッチは、その年の前半に開発していた方法で、これらを相乗させることにしました。

まず、太陽の光と熱をえるため、空に雲一つない真夏の晴天の日を選びました。三つの小さなガラス製の鉢《ボール》をとり、その一つ一つをきれいな水で一杯にし、花を開いている植物の近くに置きました。次に、近くでもっとも完全な花を開かせているチコリーを選び、花を注意深く摘んで、水面全体がおおわれるまで花を浮かべました。

二つ目のボールにはアグリモニーの小さな花を浮かべ、三つ目のボールにはバーベインを浮かべました。

ボールは、そのまま四時間ほど日射しに当て、花がやや萎れてくるのがみえるときまで放置しておきます。これが薬効成分が十分に水の中に伝わったサインとなります。水は今や磁気的パワーで充満し、小さな泡沫でいっぱいになります。

バッチは次に、自分の指先が水に触れることのないよう、ガラス製のさじを使ってチコリーの花を水面から除きました。薬液の製造に当たって、できる限り人間の波動を除きたいと思ったからです。

水は次に、注ぎ口のついたガラス瓶《びん》を使って、完成した水を保存するための瓶に詰められました。

瓶の中程まで液が入ったところで、彼は液を保存して清潔に保つため、同じ分量のブランデーを入れました。そして、コルクの栓を堅く閉め、一つ一つの瓶に薬の名前を書いたラベルを貼りました。

手をよく洗い、付着した最初の液を落としてから、次にアグリモニーとバーベインについても同じ方法で薬液を製造しました。これを終えると、彼は使った瓶とボールをすべて壊してしまいました。新しい薬液を作る度に、新しい瓶とボールが必要でした。

彼は、ブランデーを一般の薬品に添加されている精留されたスピリットよりもずっと純粋で自然な触媒と考え、これを保存料に使うのを好みました。

その年に彼が相乗させた次なる薬は、町の近辺に沢山自生しているクレマティスの花です。クレマティスの小さな花の一つ一つを花のすぐ下のところで摘み、ガラス製のボールに満たした水にいっぱいに浮かべ、四時間ほど太陽に当てます。やはり、雲一つない晴天の日を選びます。

このツタのように生い茂る植物の花には、花弁が一つもありません。花は雄蕊《おしべ》の群れとそれを囲む四枚から八枚ほどの萼片《がく》で成っています。色は薄いクリーム色がかった緑色です。この草は生垣を伝うようにして生い茂り、夏場に花を一面に咲かせます。

これは、無関心でぼんやりした性格の人に効く薬ですが、バッチは失神や昏睡状態にこれが大変な効き目を現わすことを発見しました。この場合、歯茎、耳の後、手首、掌をも優しくマッサージすると、意識の回復がいっそう速まります。

一九二八年にこの植物の種子から製造した薬を使ってみて、幻想に浸るボーとしたタイプの患者に、かなり効き目のあることはわかっていました。しかし、新鮮な花から造ったエッセンス水を使うことによってその効き目はいっそう高まったため、古い薬はすべて捨ててしまいました。

クレマティスを発見して暫くして、さらに三つの薬花を発見しましたが、その中の一つの野げしはのちに放棄して別のに替えました。

残る二つの花――セントーリーとセラトー（るりまつりもどき）――のうち、セラトーだけが一二の花の中で唯一イギリス国内で自生しない植物で、栽培植物としても一般化されてはいませんでした。この植物は知恵の国チベットが原産地です。

セラトーは灌木性の植物で、開花期になると、るり色の花が一面をおおい、赤い茎や葉がほとんどみえなくなってしまいます。

バッチはこの花を海辺のある大きな屋敷の庭で見つけたのですが、あまりの美しさに魅了され、許可をえて花を少しばかり摘んでみました。彼はこの花を相乗させると同時に、野生のセントーリーのピンク色の花からもエッセンスを製造しました。セントーリーは昔から根が薬用に使われてきた植物ですが、花のもつ治療力はまったく知られていませんでした。

セラトーは自己不信に陥っている患者によく効くことがわかり、セントーリーは軟弱な性格が目立つ人に効くことがわかりました。この薬は心身に活力と強さをみなぎらせるのです。

もう九月も終わりに近づき、日も短かくなり太陽の力も衰え始めていました。バッチはこれ以上の薬を年内に発見するのは難しいだろうと考えましたが、ある日、収穫後の麦畑で丈夫なスクレランスの茂っている一画をみつけました。

小さなさやに包まれた緑色の花をつけるスクレランスは、穀類の根の間に育ち、数センチの高さにまで延びます。のちに、か細い茎に重くて大きすぎるようにみえる種子を形成します。

これは、不決断とその心理状態から結果する身体的後遺症への薬になりました。バッチは次の晴天の日にこの小さな花からエッセンス水を製造しました。

スクレランスはその年に彼が製造した最後の薬になり、バッチはその冬はクローマーにとどまって、九つのフラワー・レメディーで患者の治療に当たる決意をしました。

Chapter
13

病苦から癒された人々

一九三〇年の冬中、エドワード・バッチは患者の治療と『ホメオパチック・ワールド（同種療法の世界）』の連載記事を通して自分の発見を知らしめることで忙しくしていました。

また、彼の著作『汝自身を癒せ』は出版社の手に渡り、翌年の二月に第一版が出ることになりました。

『ホメオパチック・ワールド』に連載された「病気と治療についての基本的考察」というタイトルの記事の中で、バッチはこれまでの研究で明らかになった新しい診断と治療の体系について述べました。

のちに、彼は最初の記事で書いた心の状態または気分についての説明を、やや修正する必要を覚えました。研究が進むにつれて、様々な性格型《タイプ》の概念がよりいっそう明確になってきたので、これは必要なことでした。

その冬には、沢山の患者が訪れました。近くに住んでいる人だけでなく、遠隔地からも多くの人が詰めかけ、バッチは一人一人を野草療法で治療し素晴らしい成果を収めました。この成果によって、一二の薬のうちまだ発見されていないものをみつければ、新しくより優れた医療を樹立するための今の仕事が大きく前進するに違いない、と彼は確信しました。

訪れた人々は、多くの異なった症状で苦しんでいましたが、中には彼がかつての病院時代に科学の助けを借りても治せなかった症状もありました。このような症状も完全に治癒し、患者が生きることにふたたび価値をみいだすほどに好転しました。

彼がアグリモニー（西洋きんみずひき）の薬を与えた最初の患者は、活発で落ち着きのない四五歳の女性でした。活発でいつも興奮を求めている人でしたが、かなりの気苦労を、無理に作った明るさという外套の下におし隠していました。

長年にわたるアルコール中毒、それもスピリットによる中毒というのが彼女の病歴でした。過去二か月の間にその習慣はいっそう極端になり、前の週は食物も口に入らず、夜も二時間しか眠れないという状態でした。心配にはひどい発作が常に伴いました。発作を起こしたときに調べると、患者は半覚醒状態になっていて、瞳孔はバランスを失い、脈拍は一二〇にもなっていました。

外面の明るさの下に隠されてしまった個人的な心配事は、アグリモニーを暗示しましたので、彼女はこの薬を頻繁に与えられました。最初に服用して三〇分以内に、彼女は自然に眠り込み、そのまま三時間眠ってしまいました。それから二回目を服用すると、今度は七時間も眠ることができたのです。

二日目に、目立った改善が認められました。三日目には体の全般的状態は過去数か月間よりもはるかに良くなりました。彼女はさらに薬をとり続け、五週間後にはかなり控え目に飲むようになり、飲み過ぎ願望は消失しました。

深刻な心配やショックの影響を相殺するため、さらに服用を続け、そのお蔭で完全に回復しました。彼女は、かつてよりもずっと穏やかで静かな性格になり、三年後に会ったときにも、改善した状態は保たれていたのです。

もう一人の同じ頃に治療を受けた患者は、生まれつき喘息だった八歳の少年でした。両親は、少年は一生この症状から抜けられないだろう、と宣告されていました。

この子は活発で愉快な子供でした。元気いっぱいで、何にでも興味を示し、発作に襲われて呼吸に苦しんでいるときにも、笑いをみせようと努めました。このような心理はアグリモニーを表示しましたので、子供は三か月間この薬を定期的に投与されました。

ひと月目には三度ほど発作が起こりましたが、それ以後は再発しなくなり、九年前に治療を開始してから今に至るまで再発を起こしていません。

四〇歳のある男性は七年前のひどい自動車事故で、左肩を打ち、左の僧帽筋《そうぼうきん》が麻痺してずっととれずにいました。左手を肩より上にあげることができず、左肩甲骨は損傷し、腕の筋肉はすっかり衰えていました。首の下方にずきずきする痛みを訴え、これが原因で眠ることができず、落ちつかない夜を送っていました。

彼は自分が両腕を激しく使う今の仕事を失ってしまうのではないかとかなり心配していましたが、家族や友人からは自分の受けている苦痛や心配を隠し、つとめて明るく振舞っていました。

一九三〇年一〇月、彼にアグリモニーが投与されました。彼はこの薬を三週間とりましたが、五日以降すべての痛みが引いてしまったのです。十日以内に動きが改善し始め、一二月半ばまでこれが続きました。さらにアグリモニーを投与し続けた結果、彼は左腕を頭上にまであげられるようになり、右腕との差も五センチほどになりました。肩甲骨の損傷は次第にとれて、筋肉の調子は大きく改善されました。健康全般はとても良好になり、心配事から解放されて、心の平安を取り戻しました。

この頃にバッチは右に紹介した以外にも沢山の素晴らしい治療成果を収め、病気治療の指標となるものは肉体の健康状態にあるのではなく、本人の心理状態のみにあるという理論を、決定的に証明することができました。

病気の原因となる12の心理状態
1　恐れ
2　戦慄
3　心の苦しみ、または心労
4　優柔不断
5　無関心、退屈
6　疑い、または落胆
7　心配性
8　弱気
9　自己不信
10　短気
11　熱中しすぎ
12　プライド、または冷淡

右に紹介した三つのケースでは、各患者はアルコール中毒、喘息、麻痺とどれも異なった症状を訴えていましたが、三人とも同じ薬を必要としていました。それは、彼らがほがらかで、辛いことによく耐え、自分の心配事や苦しみを人にみせまいと、明るく振舞う性格をもっていたためです。

次のケースでは、チコリー（キクニガナ）が必要になりました。

七〇歳になるある女性はひどい消化不良と心臓の痛みを訴えていました。数年間こうした発作に悩まされていましたが、心臓の痛みと動悸は次第に悪化し、一度に一、二週間寝たままになることも度々でした。

彼女は活発なタイプの人で、家族と家のことをあまりに心配しすぎ、ささいなことにも気を揉んで、子供たちが自分のそばにいてくれないと楽しくなれない人でした。

彼女は二か月間定期的にチコリーを投与されました。回復はすぐに始まり、二か月が過ぎる頃にはすっかり症状は消え去り、一年後に診察したときにも、症状の再発は認められませんでした。彼女はまた、もっと穏やかな性格になり、家族に気を揉むことがあまりなくなりました。この結果、家族は前よりも自由な気持ちになれて、全員が楽しい気持ちを増すことができるようになりました。

休日に少女を預る仕事をしている三八歳の女性は、一年間カタルと難聴に苦しんでいました。聴力は日に日に落ち、仕事にも影響してきました。彼女はとても口数の多い人で、預っている子供たちのことを心配しすぎ、いらないことにまで気を遣い、働いてばかりいました。

そこでチコリーが処方され、一九三〇年一二月に一連の投与を開始したところ、すぐに回復の兆候が現われました。一九三〇年二月に二度目の投与期間が始まりましたが、この月の終わりまでには難聴もカタルも消え去っていました。彼女はまた、自分の中に起こった変化をとても喜びました。ますます落ち着いた性格になり、心配事や緊張が少なくなり、その結果、仕事が前よりもずっと楽になりました。

バーベイン（くまつづら）の薬を発見してしばらく経った頃に、バッチは路上で転倒して踝《くるぶし》をひどく捻ってしまった患者に呼ばれました。午後八時に診察したときには、踝は大きく腫れ上がり、硬く、激痛を起こしていました。

患者は気難しい五〇歳の男性で、治るのに三週間もかかるといわれて、とてもいらいらしていました。仕事に大打撃となるからです。彼の熱中する性格が緊張を生み、これが過労の原因になっていたのです。また、強い意志力が、休むべきときにも彼を労働に駆り立てていたのです。

気短かな性格はインパーチェンス（ほうせんか）を表示し、緊張し働き過ぎる性格、仕事や自分のするどんなことにも打ち込み過ぎる性格は、バーベインを表示しています。

この二種の薬をボール一杯の温かな湯に二、三滴加え、その溶液を踝に温湿布し、乾いたらすぐにまた浸すよう指示されました。

その翌日、彼は仕事場に顔を出せるようになり、午後には普通に歩いて地面を足でトントン叩きながらこういいました。「結局、捻挫なんかしてなかったんだ」と。

六四歳の男性は、五か月前にインフルエンザにかかって以来、首と肩に慢性リューマチを患っていました。首の関節はカチカチになり、きしんだ音と共に激痛を起こし、これが原因で夜中寝付くことができずにいました。また、数年間、あちこちの関節に局部的なリューマチを病んでいました。

彼は長年、教会の仕事と貧困者や病人の世話をしてきました。気高い理想と規範をもつ人でしたが、思想にやや凝り固まったところがあり、狭い視野が認められました。

こうした彼の姿勢はバーベインを表示していましたので、この薬を三週間投与されました。開始後すぐに回復の兆候が起こり、第三週目の始まる頃には症状はすっかりなくなっていました。その冬はリューマチは何一つ起こりませんでしたが、これは今までにないことでした。

野生のクレマティス（せんにん草）の花から製造した薬でバッチが治療した患者の中には、

喘息、のう腫、嗜眠性《しみんせい》脳炎の後遺症を病む人々がいましたが、いずれの場合も幻想に耽るような、ボーッとした、無関心な性格が共通していました。

ある四〇歳の女性は、何か月もの間、嗜眠性脳炎の後遺症に悩まされ続け、治療の見込みなしと医師からさじを投げられていました。彼女は簡単な家事や料理をしようと家の中を動き回ると、すぐにつまずき倒れてしまうのです。長い時間座って休んでいなくてはならず、その間いつも眠り込んでいました。こんなわけで何事にも関心をもたなくなってしまい、目はいつも半開きで筋肉は弱く衰え、食欲もでない状態でした。

彼女の状態はクレマティスを表示していました。この薬を二週間投与するうちに、歩調は前より安定し始め、眠気を催すことがなくなり、瞼も上げられるようになって、長時間目を見開いていることもできるようになりました。

しかし、もっとも驚くべき変化は彼女自身の中に起こったのです。彼女は明るく希望にあふれる性格になり、よく笑い、自分がよくなったら何をしようかと計画を立て始めるようになって、自分に元気と力がみなぎってきたことをとても喜びました。

薬の服用はさらに続けられましたが、バッチは別の薬を探しにイギリス南部に旅行したので、三か月間彼女を診ることはありませんでした。

バッチが帰ってきたときには、彼女は素晴らしい変化を経験していました。すっかりほがらかな女性になり、家事をすべてこなし、毎週洗濯もできるようになり、買物をするために一キロの道を往復するまでになっていたのです。また、九キロ離れた隣村まで歩いて教会に通い帰ってきても、まったく疲れないとさえいいました。歩調にやや安定さを欠くところはありましたが、それ以外は完治しました。

一八歳のある少女は、六か月前に甲状腺から大きめののう腫を切除していましたが、これがまた現われだしていました。医師からは、大きくなるまで待って再手術をするしかない、といわれました。少女は夢みるタイプの優しい性格で、自分の症状をほとんど気にかけていませんでした。

一日三度、二週間にわたってクレマティスを投与した結果、のう腫は姿を消してしまい、以来ぶり返していません。

三六歳のもう一人の女性は、ずっと喘息に苦しんでいました。しかも、七年前に女の赤ちゃんを亡くして以来、その子の写真の前で長いこと泣いてばかりの日々が続いていたのです。この人は家族にはほとんど興味を示さず、夢の世界に生きているようにみえました。

この心理状態はクレマティスを暗示しました。彼女は二瓶を服用してから生きる喜びを取り戻し始め、家庭に関心を向けるようになりました。ひと瓶を使ってのち喘息の発作は二度と襲われなくなり、三年後に再診したときにも症状の再発は認められませんでした。

後者のケースは、同じ症状を呈する人が多くいても、各自は別々の治療薬を必要とするというバッチの理論を確証することになりました。長いこと喘息を患っていたこの患者はクレマティスを必要としましたが、同じ時期に診た八歳の少年の場合は、同じ喘息でもアグリモニーで回復することができたのです。一方は夢想に耽る無関心なタイプ、他方は明るく、気のつくタイプでしたが、いずれも体の症状は同じだったのです。

ある女性は、全身と首筋、頭に定期的に現われてくるひりひりする吹き出物に、長いこと悩まされていました。

自分に自信がなく、自分の意見というものをもたなかった彼女は、親類のいいなりになって、これまでしてきた仕事もあきらめ家族のためにすべての時間をとられていました。吹出物が発病すると、彼女はいらいらと睡眠不足とで、ほとんど自暴自棄に陥ってしまうのでした。

彼女にはセラトー（るりまつりもどき）が投与されましたが、結果はすぐに現われました。一週間もしないうちに、彼女は自分の本来の仕事に復帰する決心をし、それとともに吹出物もすっかり消えてしまったのです。最初の治療を受けてから七年間は、たまに吹出物が再発することもありました。しかし、これらはすぐ治療に反応しました。前には必ず起こっていたひどい発病には、二度と悩まされなくなりました。

その年の冬にはバッチはセントーリーを各種疾患の治療に使っていましたが、患者の一人に、毎週鼻血を出して、度々栓をする必要がでてきている九歳の女の子がいました。この状態は数か月間続いていました。

この少女は優しい、もの静かな性格の子で、いつも人を喜ばせ、人のために何かすることにばかり気を遣いすぎていたのです。

患者が最初の診察を受けたのは、出血を起こしているときでした。顔からはすっかり血の気が引き、弱々しく、とても心配な状態でした。三〇分おきにセントーリーを投与した結果、出血はすぐに収まりました。さらに投与を続け、子供は血色と体力を取り戻すことができました。

その一週間後に軽い出血が起こりましたが、ほんの二、三分で終わりました。それ以来トラブルはなくなり、少女はとても元気になっています。この患者が最初に治療されたのは一九三〇年の冬です。その三年後に再診したときには、体の症状が改められているだけでなく、性格にも大きな変化が認められました。彼女は利用されてばかりいる弱い抑圧された子供から、元気のあふれるほがらかな子になって、家庭生活の中であるべき位置を占めるようになったのです。

二二歳のある青年は、顔が青ざめ、力が抜けて無気力になることが度々でしたが、特にここ一年でそれがひどくなっていました。筋肉は衰えて、緊張のために重労働をすることができずにいました。脱腸の兆候もありました。彼は優しく、穏やかで、何事もいとわない性格だったため、人に利用される傾向がありました。

一日三回、三週間にわたりセントーリーを投与して、彼はすっかり変わりました。健康と体力、血色はとてもよくなり、筋肉の調子はずっと向上しました。ヘルニアの手術をする必要はなくなり、六か月後に再診したときには、心身ともに非常に良好で、仲間うちでも自分自身を保てるようになっていました。

もう一人、一一歳になるある少女は、とても優しい物静かな子でしたが、顔は青白く、無気力で、ここ一、二年体が虚弱になり、すぐに疲れて遊ぶ力もなくなっていました。両親は暫くのあいだ一般的な強壮剤を使ってみましたが、何ら効果がなく、少女はどんな治療にも反応をみせませんでした。

セントーリーを五週間にわたり投与した結果、この少女は血色、元気ともに回復し、今までになく体は強くなりました。

ひどい胃痛に悩まされ、毎年秋になると吐いてばかりいた漁師に対して、バッチは不決断の薬であるスクレランスを製造して、すぐに投与しました。この患者は毎年、二か月ほど続く発作の期間中、いつも寝たきりの生活を強いられていました。

彼は典型的なスクレランス・タイプの人で、決断のまったくできない人であり、症状も毎日大きく変化しました。バッチが一番最初に診察したのは、発作が始まったばかりの一九三〇年一〇月の初旬で、患者は家に閉じこもっていました。

スクレランスが一時間ごとに投与され、五日経った頃、誰もが驚いたことに、患者は家の外に出て船に乗り、海に出て釣りを始めたのです。このようなことは数年間で初めてのことでした。

彼は回復したものの、念のため、さらに三週間投与を続けました。一九三一年の秋には、症状の再発はありませんでした。一九三二年に軽く再発したものの、スクレランス一滴で完癒しました。

五五歳になる男性は、数年来、神経性胃炎に苦しんでいました。彼は自分で自分がわからず決断のできない人で、けいれんを伴う不安定な歩き方が特徴でした。

この人は、しまいに絶望状態になり自殺するために毒を用意しましたが、いざというときになって服毒自殺すべきか入水自殺すべきかを決めかね、うろうろしているところをバッチにみつかったのです。

バッチは二、三分おきにスクレランスを服用させて二時間ほど観察していました。男はだいぶ安定し、落ち着いてきました。さらに数日間薬は投与され、それ以後もう薬は不要になりました。この患者はすっかり健康になり、ずっと積極的な性格に変化したのです。

Chapter 14

一二のフラワー・レメディー「トゥエルブ・ヒーラーズ」の完成

冬も終わりに近づき、一九三一年の春が間近に迫ってくると、エドワード・バッチは落ち着かなくなってきました。彼は二、三残っている薬を発見して一二種の薬を完成させるために、しばらく患者を離れなければならないと感じたのでした。三月も終わろうとするある日、彼は急にウェールズに戻る決意をし、その朝早くにクローマーを発ちました。

この冬は多忙をきわめたのですが、患者たちには一銭も治療費を求めませんでした。それで、放浪の旅につくときにも、例の如く、ポケットにはほとんどお金は入っていませんでした。しかし、このことはまったく心配の種にはなりませんでした。これまでの経験から、自分の仕事を続けるのに一番必要になったときに、いつも何らかの援助が、ある媒介を通して送られてくることを、彼は知っていたからです。そのようなことは度々起こっていました。一番最近に起きたのは、クローマーを発つ三週間前のことです。

前年の春にロンドンでの仕事を放棄しようと決意したとき、彼は四〇〇ポンドの収入税を滞納していました。このうち三九〇ポンドは、治療費を払っていなかった患者たちからの送金で何とか払い終わりましたが、最後の一〇ポンドをどうしても払えませんでした。所持しているわずかな衣類を売って用立てようかと思っていた矢先に、何年も昔に治療を受け、以来彼に恩義を感じていた患者から、ぴたり同額の小切手が送られてきたのです。患者は外国にいて、バッチは住所を点々としていたため、手紙が着くまで何週間もかかりましたが、小切手はバッチが負債の決着をつけようとしたその日に送られてきたのです。

ウェールズでは、途中で出会う羊飼いに話しかけたり、今後しなければならない仕事や発見しなければならない薬のことを考えながら、山々を放浪して過ごしました。

彼は、未来の仕事の全貌を明瞭に思い描き、前途多難であることを実感しました。彼が手にした新しい医療体系、新しい知識は、従来受けとめられている基準からすれば、あまりに革命的なものでした。その真理を大多数の人に確信させるのは非常に難しく、抵抗や敵意さえ起こすことも多いはずです。

彼の発見の真価を立証するものは、その結果です。望みなしと思われていた症状や幾多の治療の試みにもかかわらず長年治らずにいた病から野草薬だけで救われた患者たちが、すでにこのことを証明していたのです。

ウェールズを発つときになって、彼はロンドンに戻るに十分な汽車賃をもっていないことに気づきました。しかし、いつもそうだったように、二日以内に十分なお金を同封した手紙が患者から届きました。そして、サセックス州に旅した彼は、そこで川の中に生い茂るウォーター・バイオレットに行き当たりました。この植物は豊富に自生し、その広がったシダ状の葉がか細い茎をもち上げて、淡い藤色の花を水面に浮き上がらせていました。彼はこの花に、自分の探し求めている薬を直感したのです。

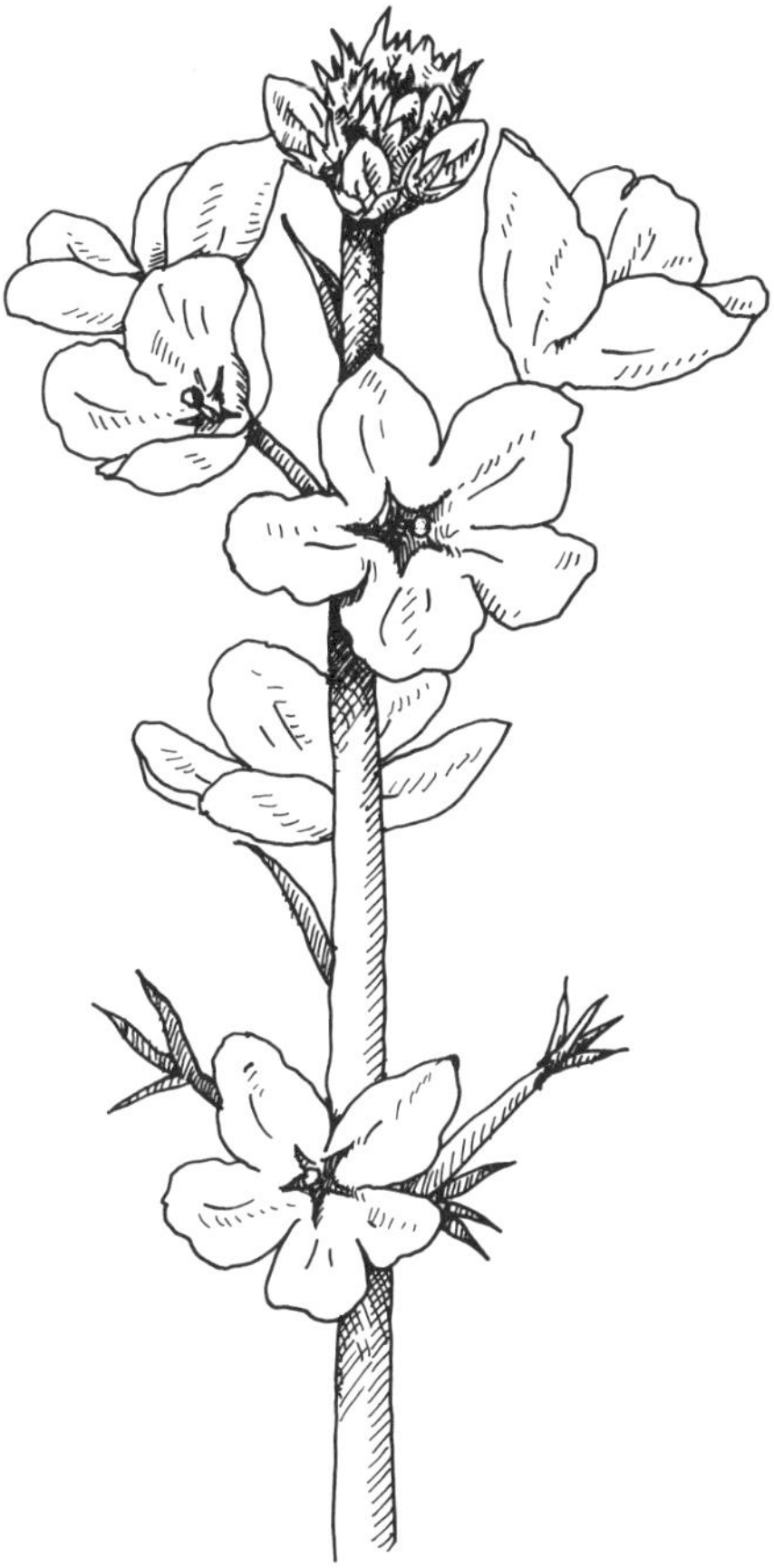

ウォーター・バイオレット

彼は早速、太陽法を用いて花から薬効成分を抽出し、この薬が苦しいときに一人きりになり、静かな中で困難に耐えることを好む、静かな、超然たるタイプの患者への薬になることを証明しました。

サセックス州からテームズ溪谷に旅してきた彼は、ここでバークシャー州ウォリンフォードから三、四キロほど離れた川辺の村に数週間滞在し、平底船に乗って水生植物を調査したり、チルタン・ヒルズや田舎道を散策したりして、暑い夏の日々を過ごしました。

彼は、その並外れた内なる知識から、自分の探し求めている残る薬の一つが秋に咲くゲンチアナ（りんどう）の花に含まれていること、またそれが、すぐに落胆する患者の疑い深い心理に治療効果をもつことをも知りました。

まだ七月で、花が咲くには早すぎましたが、オックスフォードシャー州、エウィレム村近くの丘の上で葉を広げたこの植物をみつけた彼は、これまで沢山の薬を製造してきたクローマーでそれをみつけようと戻りましたが、何キロ歩いてもみつかりませんでした。ようやく9月末になって、ケント州ピルグリム街道に近い丘陵で開花したこの草をみつけ、直ちに花から薬を製造しました。

このときまでに、バッチは一二の薬のうち一一までをえていましたが、夏も終わりに近づいた今、年内に一二番目の薬を発見することはないと判断しました。彼は冬に備えてクローマーに戻り、患者の治療に多忙な日々を送り、フラワー・レメディーからますます成果を上げることになります。

一九三二年の春が巡ってくると、彼はふたたび落ち着かなくなります。しかし、ロンドンに戻って開業してほしいという友人や患者は増す一方でしたので、彼は二、三か月の間、この街に自分が耐えられるかどうか、試してみる決意をしました。

ウィンポール街に診察室を設けてまもなく、仕事に忙殺されることになりました。しかし、街の空気と空間の不足は、彼にはとてもこたえました。騒音と雑踏は、敏感な心と体をひどく傷めつけることになり、彼は健康を崩し、心身ともに苦しめられました。

そんな中で、公園の静けさと平和な雰囲気だけが、安らぎの場でした。彼は心と体が元気を回復するまで、リージェント公園の木立ちの下で何時間も過ごしたものです。

リージェント公園で過ごしている間に『自己の解放』という小著も執筆しました。この本は、どうしたら人は直観に従うようになるのか、内なる知識を信頼することによって地上生活の一コマ一コマがいかに導かれ、健康で幸福な人生を築いていけるかを、平易で実践的な文章で説明したものです。この本の中には、彼が発見した薬とその使用法についても書かれています。

この小著は一九三二年の秋に小冊子の形で印刷されましたが、本が売り切れると二度と刷りませんでした。そのときまでに彼はさらに薬を発見し、『一二人の癒し手』を書いていたからです。

ロンドンで二か月を過ごしてのち、彼はもはやこれ以上街のストレスに耐えられないと感じ、最後の薬の発見にせき立てられて、ケント州に向けて旅立ち、田舎の空気と自由の中で力を回復することになりました。

この最後の薬は、もっとも重要な薬の一つに数えられることになります。それは、危篤状態、あるいは急性の病に襲われている人々の戦慄感に対処する性質のものでした。ロンドン

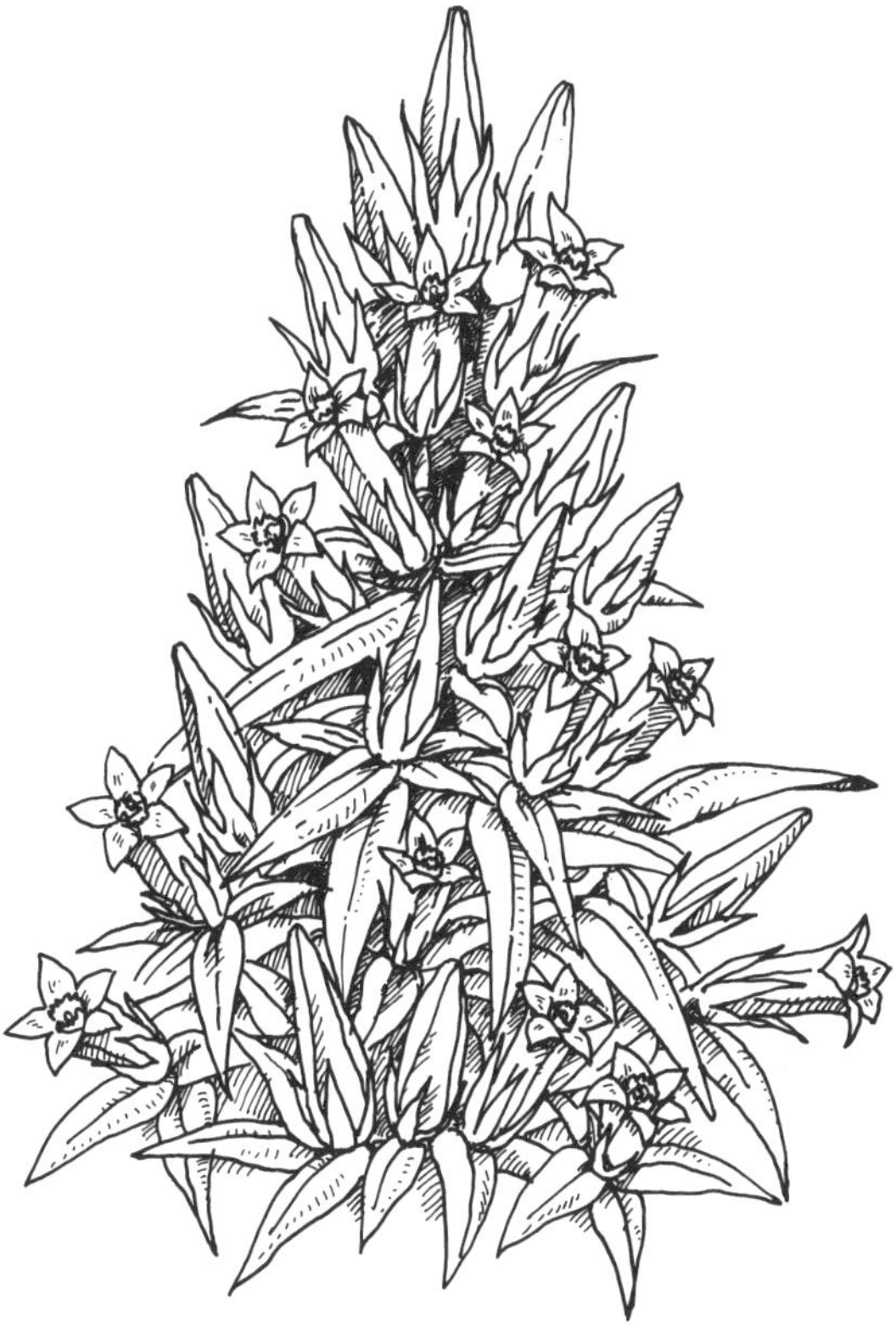

ゲンチアナ
（りんどう）

を発つ少し前に起こったある出来事が、この種の薬が何としても必要であることを、彼の心に刻みつけたのです。

彼は、急な出血を起こして危篤状態に陥ったある患者の元に呼ばれました。みてみると、この女性は衰弱しきっていて、まだ吐血し続けていました。集まった人々はどうしたらよいかわからず、すっかり恐怖心に呑まれています。

バッチは彼女に近づくと肩に手を置いてこういいました。「安心なさい。もうすぐよくなるのだ。横になって眠りなさい」。すると、出血はみるまに止まり、彼女は三時間余りも眠りに就きました。目を覚ますと、彼女は食事をとり、タバコを一服喫って、午後には戸外に出て歩きました。

このような、本人と人々が恐怖感に駆られた、緊急を要するケースでは、恐怖薬がどうしても必要でした。

バッチの癒しの力は個人的なものでした。彼は、誰にでも同じ力があることを教えられたらと思っていましたが、このときには、まだその方法がわからなかったのです。しかし、同様な仕方で作用する野草薬という物質的な媒介を探すことはできたのです。

ケント州ウェスターハム近くの田園地帯を散策しているうち、彼は、前の年にゲンチアナをみつけた原野に戻ってきました。ロック・ローズ（はんにち花）の小さな黄金色の花におおわれているこの原野をみたとき、彼はこの花が恐怖の治療薬となることを知ったのです。音楽家が作曲し、詩人が詩作するのを鼓舞するのと同じ内なる知識に、彼は導かれたのです。

こうして、ロック・ローズからえられた薬は『一二人の癒し手』と彼が名づけた一連のフラワー・レメディーを完成させることになりました。バッチは、冬の季節に備えてクローマーに戻り、自分の開発した治療法の価値をさらに確認することになりました。

Chapter 15

医師会との対決

医学会が、新しい治癒の概念と、かくも単純な薬を使うという考えを受け入れるのに難色を示し始めると、バッチは自分の開発した治療法の知識を一般人、患者たち自身の間に広め、人体についての知識や病に関する理論をまったく知らない人にでも、簡単に理解できるような実用的かつ単純な方法で、薬とその使い方を説明することを決意しました。

まず、新聞や各種の雑誌に記事を書くことから始めましたが、これを受け入れさせるのは大変でした。そこで、彼は最終的に少数の読者の注意を野草療法に向けることを願って、有力新聞各紙に短かい広告を出すことに決めました。これによって、自分の名が英国医師会の名簿から削除されるだろうことはわかっていました。しかし、自分の発見の数々が病人の救いに役立つことを思えば、そのようなことは大した問題ではありませんでした。

まもなく、広告は四つの日刊新聞社に送られました。うち二社は、全国医師会との間でトラブルを起こすことを心配して、つき返してきましたが、残る二社は広告を掲載してくれました。そのお蔭で、彼は沢山の人々から詳細を尋ねる手紙をもらうことになりました。広告が出てまもなく、釈明を求める手紙が医師会から送付されてきました。次のような内容です。

一九三三年一一月二六日

拝啓

一九三三年一一月二四日付〝ノザン・ディリー・テレグラフ〟に出された次の広告に注意をひかれました。

「汝自身を癒せ。誰にでも手に入る優れた価値をもつイギリスの野草がある。知りたい方は下記まで、バッチ博士、MB、BS、DPH。住所B…、P…、L…、A…、S…。」

この広告は、あなたが知って出されているものなのかどうか、知りたいと思います。あなたが住所変更を望まれたときのために、書式を同封します。

敬具

事務官□□□□□

これに対し、バッチは住所を変えるつもりのないことを知らせました。ついで、一九三二年一一月三〇日に、次の書簡が届きました。

拝啓

一一月二九日付の書簡を受け取りました。患者を獲得する目的で広告を載せる件についての、医師会の警告書を同封します。この警告書に反くと思われるあなたの行動について、何か申し立てがあれば、お知らせください。

敬具

事務官□□□□

バッチの答は簡単でした。

拝復

広告は公共の福祉にかなうものです。それは私たちの務めであると考えます。

敬具

エドワード・バッチ

一九三二年一二月三日

拝啓
　一二月二日付の書簡を受け取りました。あなたが広告し続けるおつもりなのかどうか、前に送付した注意書をどうお考えなのかを知りたいと存じます。

敬具
事務官□□□□□

バッチはこの書簡に返答しませんでした。その一週間後にさらに一通が届きました。

一九三二年一二月九日
拝啓
　一二月三日付の手紙に対するご返事をいただいていません。今後も広告を出し続けられるのかどうかを伺いたいと思います。この件についてのご意見をいただければ幸いです。ご返事をお待ちします。

敬具
事務官□□□□□

一九三二年一二月一二日

拝復
私は、薬効があり、無害かつ誰にでも手に入る特定の野草があることを、イギリス国民に知らせようとしているにすぎません。
これらの野草についての報告は、医学論文の中でも公表し、医師会も知っているものです。新聞の記事あるいは広告が今後も必要となれば、その方法を使うつもりです。

敬具
エドワード・バッチ

一九三二年一二月一三日

拝啓

一二月一二日付のあなたの書簡を審議しなければなりません。近々開かれる会議で諸先生方にみていただきます。

敬具

事務官□□□□□

それから何か月かは通信はありませんでしたが、一九三三年四月一一日にバッチは次のような書簡を受け取りました。

拝啓

昨年一一月にあなたとの間で交わされた通信文——一九三二年一一月二四日付ディリー・テレグラフ紙での広告に関するもの——が、一〇日の会合で刑事訴訟委員会に手渡されました。

私は、すでにあなたに送付済みの、広告に関する医師会の警告書を慎重に考慮するよう、あなたに申し述べるよう命じられました。これに反くようなことがあれば、あなたは会議に召還されて当方の訴えに答えなければなりません。

敬具

事務官□□□□

バッチはこれに何らの返答もせず、次の一一月までこの件についてすっかり忘れていました。一一月二日、医師会から一通の書簡が寄せられました。

拝啓

一九三三年四月一一日付の事務局の手紙にあなたは返答していません。私は、医師会の権威者たちがこの件に注目していることをあなたに知らせるよう、医師会会長から命じられました。

先の書簡であなたに通知した警告を繰り返さなければなりません。あなたは警告書の第六条(a)を慎重に考慮すべきです。これに反くことがあれば、あなたは会議に召還され、弁明しなければなりません。

ここに警告書をもう一通と、一八五八年薬事法第一四条のコピーをも同封します。この法令に照らして、あなたが仕事をおやめになったかどうか、住所を移されたかどうかを調べなければなりません。ご返事をいただけない場合、あなたの名前は医師会の名簿から削除されます。

敬具

事務官□□□□

一九三三年一一月四日

拝復

一一月二日付の書簡を受け取りました。私は仕事をやめておりませんし、現住所も移すつもりはありません。一九三二年一一月二八日付□□氏の書簡にあるのと同じ住所です。

敬具

エドワード・バッチ

文通はこれで終わり、三年後の一九三六年まで全国医師会からそれ以上の連絡はありませんでした。

エドワード・バッチは何事をも恐れない人でした。特に、自分の仕事との関係で何らかの制約ないし制限が強行されるようなときにはそれが顕著でした。病人の益となる発見の価値を確信しているときには、誰にも自分の邪魔をさせなかったのです。医師会免許の剝奪も、落胆も、他者の不信も、自分の発見を知らしめることに全力を投じる彼の意気込みまで、くじくことはできなかったのです。

一九三二年の冬には多くの患者が訪れました。彼はその全員を、認められる心の状態が暗示する単一の薬ないしは複合薬を使って、一二の野草薬のみで治療しました。

その年に彼が発見した三つの薬――ロック・ローズ（はんにち花）、ウォーター・バイオレット、ゲンチアナ（りんどう）――は素晴らしい即効性をみせました。それについては、次に紹介する幾つかの報告がはっきり物語っています。

四〇歳のある婦人は腹部に三週間痛みを訴え、鼠蹊《そけい》部、脇下、首の各腺が急な腫れを起こしていました。検査の結果、腹部に大きな塊があり、血球数は急性の白血病を暗示していることがわかりました。外見にも、かなり深刻な状態が伺われました。

この患者は、自分が悪性の病にかかっていることを知ってすっかり怯え、てっとり早い自殺の方法を密かに考えていました。

訴えの深刻さと患者の強い恐怖心は、ロック・ローズの薬を表示していました。そこで、この薬を十日間投与した結果、腹部の痛みは和らぎ、腺の腫れも縮少してきました。

患者の態度も変化してきました。彼女は体が快方に向かっていることに勇気づけられて、死の恐怖もいつのまにか消えてしまったのです。しかし、改善があまりに早くて信じられないという不安がまだありましたので、これを治すためにミムルス（みぞほうずき）を約二週間服用させました。その期間の終わりには、患者は正常に復し、四年前の一九三二年に治療を受けて以来ずっと健康を維持しています。

ある八歳の少年は、左足の親指にトゲを刺してしまいました。小さな腫れができて、すぐに治りました。その一週間後の日曜日に、鼠蹊部の腺が腫れて痛み出し、容態は悪化、呼ばれた医師はベッドに寝て罨法《あんぽう》を施すよう命じました。

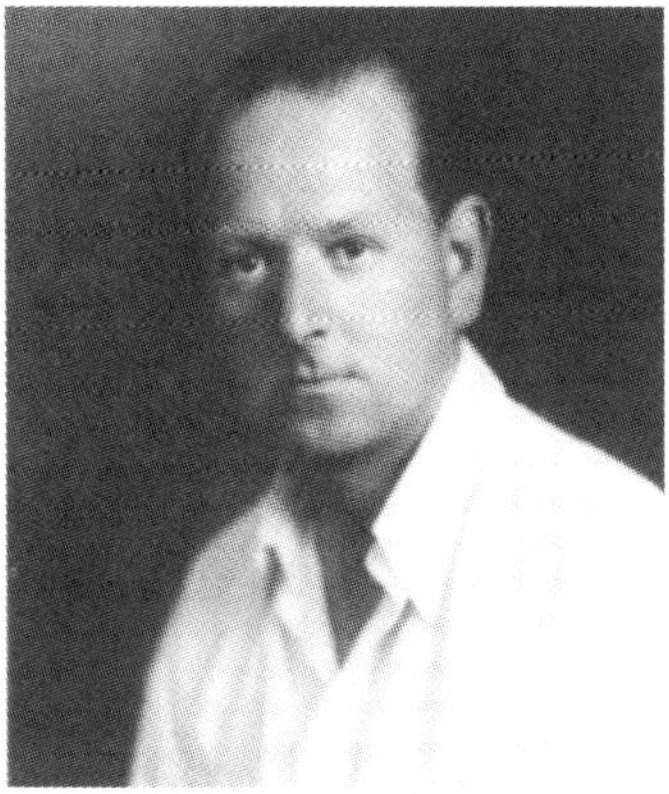
エドワード・バッチ博士（1931～32年）

その週の水曜日に、子供の病状は急に悪化しました。医師がもう一度呼ばれ、入院と手術を命じましたが、父親が子供の入院を許しませんでした。家で手術するにはあまりに病状が悪化しすぎている、と医師はいいました。

子供は水曜日の午後八時に、初めてエドワード・バッチの診察を受けました。直径八センチほどの塊が鼠蹊部に認められ、上の皮膚は赤紫色に腫れ上がっています。子供は高熱と速脈に冒され、両目はすっかり落ちくぼんでいます。危険な状態でした。

子供は落ち着きがなく、いら立ち、四六時中母親が横にいることを求めました。急を要する症状でした。このため、不安定に対するアグリモニー（西洋きんみずひき）、いら立ちに対するチコリー（キクニガナ）、緊急に対するロック・ローズという三つの薬が処方され、三〇分ごとに与えられました。

午後十時に子供はうわ言をいい始めました。薬はさらに投与され、午前三時には眠り始めました。

翌火曜日の朝、症状全般はある程度回復し、腫れはさほど赤くなくなっていました。前の晩のうわ言に対して、クレマティス（せんにん草）がさらに追加され、一日中投与され続けました。

木曜の夜には全般的に快方に向かい、その晩は十時間も睡眠をとることができました。金曜の朝には、局所的にも全般的にも改善が認められました。

切迫状態という立ちはなくなったので、ロック・ローズとチコリーの投与はひとまず中止しました。子供はまだ落ち着きがなく、弱さと落胆が目にみえていたので、アグリモニーはさらに投与し続けました。そこで、衰弱用にセントーリー、落胆用にゲンチアナを追加しました。

土曜の朝、子供はほぼ正常に復しましたが、不安定はまだ残り、多少衰弱もあったので、アグリモニーとセントーリーを投与し続けました。

日曜になって、この子は戸外に一日中出るようになり、月曜にはタコを飛ばして駆けるまでになったのです。

三八歳の男性は、五週間もの間ひどいリューマチに苦しんでいました。最初診断したときには、全身の関節が腫れと痛みに冒されていることがわかりました。男性は、あまりの苦痛にじっとしていることができず、転げ回っていました。

アグリモニーを一時間おきに投与し二〇時間経過した頃に、ようやく改善がはっきりしてきました。一方の肩関節を除いては、苦痛と腫れはすべてとれました。患者は前よりも穏やかになり、気も楽になってきました。さらにアグリモニーを投与し続け、六時間後には患者は四時間睡眠をとりました。そして、目を覚ますと、痛みはすべてとれていました。

次の段階は恐怖心を治療することでした。苦痛がぶり返しはしないか、動いたらまた症状が再発するのではないかという恐怖心があったのです。これに対してミムルスが処方され、この結果、翌日には患者は起き上がり、着換えをしてひげそりをするまでになりました。

このような良い結果にもかかわらず、患者は落ち込みと失望をまだ感じていましたので、この気分に対してゲンチアナが投与されました。そして、アグリモニーを最初に服用した日から数えて三日目に、患者は外出ができるようになり、映画や居酒屋にも行けるようになりました。

ある女性は二年間急性のリューマチを患っており、その期間中、療養所と病院の間を往復するだけの生活をしていました。最初に診断したとき、彼女の両手は硬く、触れると激痛が走りました。また、踝《くるぶし》は正常時の二倍にふくれ上がり、歩くのもやっとの有様でした。さらに、両肩、首、背中にも苦痛を訴えていました。

この女性はとても優しく、もの静かで、勇気のある人で、自分の病に対しても堅忍不抜の精神で耐えていました。ウォーター・バイオレットを使うべきことが暗示されたため、これを二週間服用させたところ、はっきりとした改善が認められました。

四週間後、この患者は三キロの道を歩くことができるようになりましたが、まだ不安定さを感じていました。そこで、スクレランスを二、三日投与しました。それから、やや焦りの時期がみえ始め、早く回復して何でも自分でやりたいと思うようになりました。これに対してインパーチェンス（ほうせんか）が処方されました。

八週間目の終わりまでには、彼女は六キロの道を歩けるようになり、手を自由に使って痛みを感じなくなりました。右手にやや強ばりと腫れの跡がみられるほかは、完全に治りました。

Chapter 16 新しい治療薬を求めて

人間の一二の主立った集団または性格型《タイプ》に対応する薬を発見し、その効き目を証明した今、バッチは次の薬を考え始めていました。そして、自分の時間の大部分を費やしてしまう患者たちから離れて、研究の邪魔が入らないどこか他の場所へ移る決意をします。

彼は一九三三年一月にクローマーの町を去り、まずイーストボーンに行き、次にテームズ河畔のマーロウに落ちつき、ここに数週間滞在しました。

彼はこの場所で初めて、今後の薬に対応する心のタイプに研究を集中することができたのです。住所は誰にも知らせていなかったので、彼がどこにいるのか知る者は一人もいませんでした。

次にくる薬が、最初のグループよりもっと頑固な心理状態に使われることはわかっていました。これらの薬は、これ以上何をしてもだめだと思い込んでいる人、無力な状態に耐えなければならないと思うあまり、すっかり希望も失せてしまっている人に使われるものでした。あまりに闘病生活が長きにわたり、いらいらや失望、過度の気苦労が心のほとんどを占めてしまっている人たちのための薬です。

こうした心理状態を助ける薬は、強力なものでなくてはならない、また群落を成しその色と美しさ、壮観な光景で目を引くような草や灌木、樹木の花の中にそれは発見されるだろう、とバッチは感じていました。こうした木々や草の中に含まれている集合的な力は、患者たちを型にはまった心理状態や、あきらめの気持ちから救い出すのに必要な、刺激が入った薬を提供してくれるはずです。

バッチはまもなく、この新しい薬の最初のものを、至るところに群落を作っているゴース

(訳注：はりえにしだ。利尿用アルカロイド、ウレキシンの原植物)の花の中に発見しました。この黄金色の花は、春と初夏に強烈な香りを空中に漂わせます。彼は、太陽法を使って薬効成分の抽出を行ないました。群落の周辺部と内側のあちこちから花を採集し、こうして集団のもつ力を集めました。

彼は、ゴースが長い闘病生活ですっかり回復の希望を失い、良くなろうという努力をしなくなった人々への薬になることを発見しました。

この薬は復活祭の直前に製造しましたが、それからは研究する時間がほとんど持てなくなりました。彼の居所が知られてしまい、患者たちが手紙を書いてきたり、直接会いにきたりし始めたからです。しかし、患者をみたり沢山の文通を交わす合い間をぬって、彼は自分の発見した最初の薬、それがどのような心理状態の人を救ったか、また薬の製法と処方の仕方、服用についての指針をまとめた『一二人の癒し手』の原稿を書き上げました。

原稿は小冊子の形で印刷され、彼は誰もがそれを買って野草療法から救いを得られるよう販売することにしました。お金をほとんど持たない人だったので、この方法で印刷費をカバーしようとしたのですが、そうはなりませんでした。求める人全員に本を送り、その度に代金を請求するのを忘れてしまったのです。

彼は次にくる薬をオーク（西洋かし）の雌花に発見しました。この花には、希望を失わずに困難を何とか乗り越えようと必死に努める性格の人――これは失望しやすく努力をやめてしまうゴース・タイプの人と正反対です――を助ける薬効成分が含まれています。

彼は、クローマー付近に育つ樫の木からこの薬を製造する決意をし、一九三三年四月にこの町に戻り、翌年の二月までとどまることになります。

その間に別な薬を発見し、『四人の助け手』と呼ぶもう四つの薬を完成させました。

樫の花は五月に太陽法によって抽出されました。花は、クローマー近郊フェルブリッグの古代ローマ人の要塞跡地に茂る林から採取されました。

残る二つの薬――ヒース（夏咲きエリカ）とロック・ウォーター（岩清水）――は、その年の秋まで見つかりませんでした。その間、彼は患者の治療と野草薬の真価をさらに証明すること、残る二つの薬を探し続けました。

この頃になると、イギリスその他の国々の沢山の人がバッチの花療法を使い始め、素晴らしい成果を収めていましたので、バッチは自分の発見した知識を一般人と医師たちの両方に伝えたことに満足を覚えました。

治療法の単純明解さ、副作用がなく大きな治癒物質が含まれていることが、長期にわたり病に苦しみ、救いを求めて時間と金銭を空しく費やしてきた沢山の人々の心に訴えたのです。

野草薬が誰にでも利用できるようにするため、バッチはロンドンの大手の薬種商に原液一式をプレゼントし、代金を求めない代わりに、できるだけ安く、一般にこの薬を販布してくれるよう頼みました。

次に彼が求めた薬は、一人でいるのを嫌い他の人々に囲まれているときだけ幸せに思う人たちに対するものでした。この人たちは話し好きで、近くにいる誰とでも自分の病気のことや抱えている問題を話すことを好みます。

ある日、彼はこのような性格特徴をもっている女性に出会い、どのような木なり野花なりが一番好きですか、と聞いてみました。躊躇なく答が返ってきました。「ヒースの花が咲き

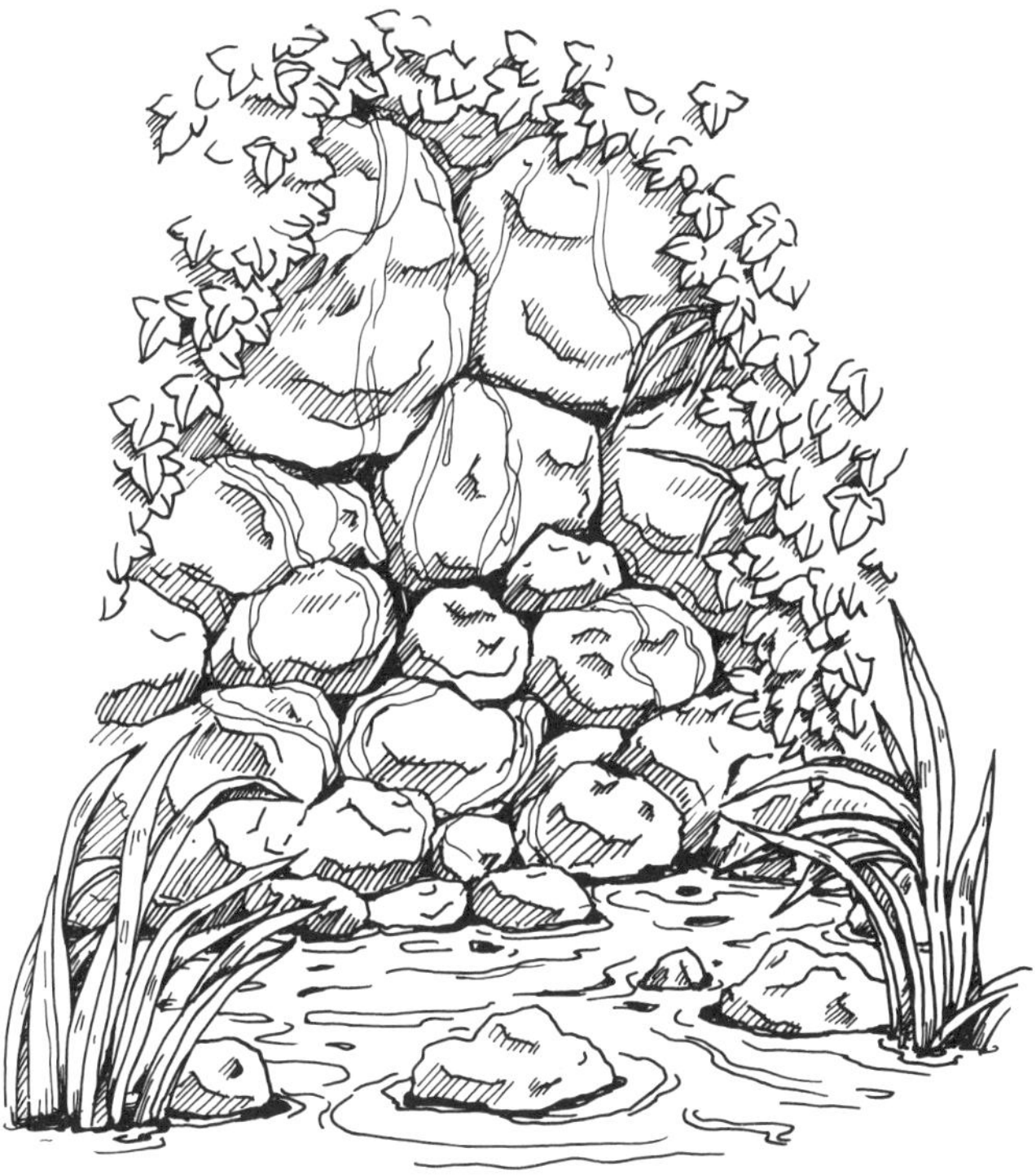

ロック・ウォーター
（岩清水）

乱れているのをみると息がとまりそうになるの。我を忘れてただみつめてしまうの」

バッチはヒースの花の薬効を試験して、この植物がその種の性格の人を手助けする力をもっていることを確かめました。そこで、早速ウェールズに飛び、前にミムルス（みぞほうずき）とインパーチェンス（ほうせんか）を最初にみつけた場所の近くで、太陽法を使ってヒース薬を抽出しました。

また同時に、昔霊泉として有名だったけれど今は忘れられている泉から、第四の薬「ロック・ウォーター」をも製造しました（訳注：ロック・ウォーターは岩清水で、花が原料ではありません）

この最後の薬は、厳格な理念によって抑圧されて、本当に自分の健康と幸せにとって必要なものさえも否定してしまっている人たちに、役立つことがわかりました。

彼はこの新しい二種の薬をもってクローマーに帰り、それまで治療からほとんど回復がえられなかった患者たちに使って、素晴らしい成果を収めました。

ある三〇歳の女性は、長年喘息に悩まされていて、最初に診察したときには神経衰弱から立ち直ったばかりでした。

彼女はすっかり気を落としており、喘息ばかりか体の全般的症状の回復にも望みを失って、働いて生活費を稼ぐことさえできなくなってしまうのではないか、と恐れていました。

失望した気持ちはゴースを暗示し、失業への恐怖心はミムルスを暗示しました。一九三三年四月二二日、彼女は最初の薬を受けとりました。その二、三日後には、全般的な健康と気力はやや改善されました。五月一五日に同じ薬を服用し、さらに改善は進みました。彼女は仕事に復帰できるような気がしてきて、前よりもよく眠り、食欲もでるようになり、呼吸もずっと楽になりました。それ以上のひどい発作はなくなりました。

しかし、好転したかと思えば、絶望して仕事への興味も失うというように、容態は日によって変化しました。このため、五月二五日にこれらの指標に従いゴース、スクレランス、クレマティス（せんにん草）が処方されました。スクレランスは安定性の欠乏、クレマティスは興味の喪失に使われます。六月末までこの処方を繰り返した結果、彼女はすっかりよくなり、喘息の発作を起こさなくなりました。

ある二二歳の女性は、足の痛みと疲れがいっこうにとれないことに悩んでいました。この女性は、家で長いこと立ったり歩いたりするのが仕事でした。苦痛がとれないので、彼女はすっかり落ち込み、失望していました。人生に喜びがなく、仕事に興味をもたない人でした。

彼女はゴースとクレマティスを薬として与えられ、同じ薬で作った足浴用のローションも処方されましたが、これによって数日中に快方に向かいました。それから同じ薬をまたもらいました。痛みは完全にとれ、二度とぶり返すこともなくなりました。

四〇歳のある男性は、額の上に醜いホクロができて、毎日不快感に悩んでいました。この人は快活なタイプの人で、話せる仲間と一緒にいるときが一番楽しく、自分のことや健康についてよく話す傾向がありました。この特徴はヒースを暗示したため、彼はヒース製のローションを与えられました。初めてローションを使って三週間後に、ホクロはきれいにとれ、皮膚の上には跡すら残りませんでした。

ある中年女性は頻繁にうつ病の発作に襲われ、全般的な健康状態が悪化していました。眠れず、食欲も低下し、体重は急速に減っていました。彼女は、無感動と憂鬱な気分を克服しようともがき、仕事の辛さを忘れようと務め、よくなろうと手を尽くしていました。彼女は自分に厳しく当たる傾向があり、自分にほとんど楽しみを許さず、厳格な規律と理念に凝り固まっている人でした。

よくなろうと努め、困難を克服しようともがく姿勢はオークを表示しました。また、うつ状態のときに襲ってくる無感動と興味の喪失はクレマティスを、固定化した観念と断定はロック・ウォーターを表示しています。

次の二か月間に三度この薬が処方され、この時期の終わりには彼女は治癒したと感じました。明朗になり、仕事にも興味をもち、正常な食事と睡眠をとり、それまで自分に許さなかった小さな楽しみをもつようになったのです。

ある年老いた女性は、長年、股関節の結節症状に苦しんでいました。ベッドから起き上がれば、状態はもっと悪化し痛みが増すため、寝たきりの生活で、回復する希望がほとんどもてずにいました。

彼女はほがらかな性格で、自分の耐えている苦しみを気楽に考えようと努めましたが、生来活発で落ちつかないタイプだったので、動くことのできない自分に焦りを感じていました。

このような自分の苦しみを隠して、明るく振舞おうとする姿勢はアグリモニー（西洋きんみずひき）を、焦りはインパーチェンスを表示しています。一九三三年五月初めに、この二つの薬を彼女は初めて服用しました。
二、三回の服用で激痛は軽くなりだし、次の三週間、これらの薬を頻繁にとり続けた結果、苦痛は完全にひいてしまいました。前よりも強くなった感じを覚え、痛みが去ったためによく眠れるようになりました。
それからやや症状がぶり返し、痛みが再発しました。このため、すっかり意気消沈してしまい、完癒することに絶望を抱いてしまいました。この心の絶望感はゴースを表示したため、この薬を二週間服用しました。その結果、ふたたび回復が起こり、痛みは消えてベッドから起き上がれるようになり、日に日に起きていられる時間は長くなりました。

彼女はこの回復に勇気づけられて喜ぶあまり、よくなろうとあらゆる手を尽くし、憂鬱な気持ちや疑う心と戦いました。次に、オークの薬が与えられ、これを三か月間服用し続けて、一九三三年八月にはベッドから起き上がり、杖をついて歩き回れるほどにまで回復しました。オークの服用はさらに続き、一〇月には戸外に出て少し歩けるまでになりました。不快感はほとんどなく、心は平安と楽しさに満ちていました。最後には、ベッドで寝たきりの生活から解放され、自分で洗濯と着換えをし、楽々と歩き回れるまでになったのです。

Chapter 17

レスキュー・レメディーの発見

エドワード・バッチはすでに四種の新薬——ゴース（はりえにしだ）、オーク（西洋かし）、ヒース（夏咲きエリカ）、ロック・ウォーター（岩清水）——を発見していました。そして、この一連の薬を完成させるにはあと三つ必要であることを感じていたものの、最初の一二種類、のちの四種類の新薬の製法と用法を詳しく記載した本を出版する決意をしました。

そこで、『一二人の癒し手と四人の助け手』という原稿を書き、この本は一九三三年の秋に発行されました。

残る三種の薬に対応する心理状態についてはすでに調べがついていました。そして、どの草と木がこの必要を満たしてくれるのかを、まもなく知ることになります。

回復して人生を心ゆくまで生きたいという意欲がなくなっている、あるいは鈍っている人々に、はっきりとした望みを起こさせるような薬が必要でした。彼は人間の性質についての豊富な知識と自分自身の体験から、人生に明確な目的をもつこと、どのような仕事にも強い興味をもつこと、人生全体に広く目覚めることが人間の健康と幸せにもっとも大切であることを確信していましたので、この薬はとても重要な意味をもつものでした。

あまりに多くの人が日常生活に興味を失い退屈な気持ちになり、いやいや仕事をし、意識朦朧《もうろう》たる状態の中で機械的に務めを果たしています。このような精神状態は、いつか本人から生命力を奪い取り、体の健康に必ずや影響を与えることになるのです。

興味と積極性の喪失は、年配の人だけでなく若者にもはっきり現われていました。大志と理想を抱き、それを遂げられることを知っていながら、どのような形で仕事を進めるべきかわからず、人や環境に左右されて面白くない人生を歩んでいる人々は多いものです。

このタイプの人々は、病気になるとよくなるための刺激がなく、回復に向けて努力することがほとんどありませんでした。回復への願いが欠けていることが、実は回復を妨げているのです。そして、彼らを救う手立ては、ほとんどみつかっていませんでした。

このような心理状態を救うに必要な薬効成分がワイルド・オート（野生カラス麦）にあることを、バッチは発見しました。

次に、人生を思う存分に生きながらも、何らかの辛い経験によって衰弱してしまい、前進する力を失った人たちのために、第二の薬が必要でした。バッチは、このような人たちをもう一度元気づけ、もとの健康を取り戻させるのに必要な生命力と温かさ、強さが、オリーブの花に含まれていることを発見しました。

最後に、自分の志を知り達成して、沢山のことを体験し、何事にも自信をもち、自分に倣うよう他を説き伏せようとする人たちへの薬は、バイン（西洋ぶどうの花）の中に含まれていることが判明しました。

オリーブとバインの薬効成分を、外の自然な環境の中で育つ木々から採取するため、バッチはスイスとイタリアの友人たちに、太陽法を使って花のエッセンスを抽出するよう依頼しました。その結果、スイスからはバイン、イタリアからはオリーブとバインのエッセンスが送られてきました。

最後の薬、ワイルド・オートは、彼がクローマーを離れてバークシャー州ソツウェルの小村に行ってから発見しました。彼はワイルド・オートがあちこちの道端に生えているのをみつけ、五月の晴れた日にその花々からエッセンスを抽出しました。

一九三三年の冬と翌年の早春はクローマーで過ごし、患者を治療しながら新薬の成分について、いっそう理解を深めました。

彼は、事故やショック、失神、激痛、恐怖やパニックといった緊急の際に使うために、三つの薬を混合し、これを「レスキュー・レメディー（救急薬）」と名づけて、いつもポケットに入れて持ち歩きました。

救急薬に使われる三つの薬とは、ロック・ローズ（はんにち花）、クレマティス（せんにん草）、インパーチェンス（ほうせんか）です。ロック・ローズは緊急のとき、パニックや危機に瀕しているときのためのもので、クレマティスは失神や気絶、昏睡状態になったとき、インパーチェンスは体に収縮や痛みを招く精神の緊張や抵抗が起こったときのためのものです。

のちに、もう二つの薬をこれに加えることになりますが、他に手の施しようがないときにはこれら三種の混合薬が素晴らしい効き目を現わすことを発見しました。

あるとき、嵐の中、難破船の柱に五時間もしがみついていた男性が救命ボートで救助され、岸に上げられました。彼はすっかり精神を錯乱させ、口からは泡を吹き、凍死する寸前で、絶望的な状態にありました。

この男性が近くの家に運ばれようとしたときに、バッチは彼の口に何度も救急薬を含ませました。すると、彼は衣類を脱がされて毛皮にくるまれる前に起き上がり、正気に戻って夕バコを一本くれるよう求めたのです。それから病院に運ばれましたが、二、三日後には完全に回復しました。

最後の三つの薬を発見したバッチは、自分の研究が一つの終わりを迎えたことを知りました。彼は新しい治療法を完成させ、素晴らしい力をもつ一九種の野草薬をすでに開発していたのです。ロンドンからそう遠くないどこかに落ち着き、開業して、彼の帰りを待ちわびていた人々全員に居所を知らせるときがきた、と感じました。

過去四年間、彼はあまりに住所を転々としていました。一か所に長くとどまることがほとんどなかったため、人々は彼の跡を追うことができず、手紙も紛失するか、手にしたときには長い期間が経過していました。

また、彼はかつての同僚たちと再会して、新しい薬と新しい診断法、処方の仕方を伝授したいと思っていました。何人かの忠実な友人たちがすでに薬を使い始め、素晴らしい成果を収めていましたが、大部分の人は細菌学者としてのバッチの天才は認めることはできても、彼の変わった考えや手法に転向することに困難を覚え、彼を野草療法の天才と呼ぶことはできずにいました。

バッチは、自分の最近の発見がはるかに大きな価値を有するものであること、科学的なやり方に反応しない重病や不治の病がフラワー・レメディー（花の薬）で治癒しうること、医療のさまざまな分野における自分の経験を結合しても、この新しい花の療法に匹敵するだけのものはないことを、彼らに伝えたいと願っていたのです。

患者たちは体の健康を回復するばかりか、生きる喜びと人生への興味をも増すことができました。沢山の人が彼のもとにきて、こういいました。「私に何をくださったのか知りませんが、とても気持ちよく感じるのです。恐れや心配事がなくなりました。人生をやり直したい気持ちでいっぱいです」。

長年、顔と首筋にひどい吹出物があってベールをかぶってばかりいた女性は、ある日走り寄ってきてこういいました。「あなたは私を自由にしてくれたのですね。胸元まで襟が下がったイブニングドレスを買ったばかりです」。

彼はまた、自分の発見した知識を広く一般にも知らしめる決意をしました。それは、英国だけでなく諸外国においても、ますます多くの人々がフラワー・レメディーを使い始め、バッチ自身と同じほどの成果を収めつつあったからです。

この事実は彼を喜ばせました。素人が羨ましい、と彼はよくいったものです。それは、素人の方が彼より上手な処方家になれるからでした。素人は、患者を悩ます病状の性質について余計なことを考えずに、患者の心の状態や気分に心を合わせることができます。ところが、バッチのような専門家は、長年にわたって蓄積してきた医学的・科学的経験があるため、発生するかもしれない併発病や病の重さの度合などの考えを、心から締め出すことがなかなかできないからです。体の症状ばかりが目について、治療のための本当の指標である患者の心理状態がわからなくなってしまうのです。

科学的に公認された治療方法だけを究めてきた人にとっては、単純な野草で急性かつ深刻な症状を治療することには、非常な勇気と自分の信念への絶対的信頼が必要になります。

研究の初期においてそのような患者を扱ったときに、バッチはどれほどの勇気と信念を必要としたことでしょう。しかし、そのような勇気と信念のお蔭で、彼は自分の発見したものの価値を決定的に証明することができたのです。

Chapter 18

バッチ博士の驚くべき霊能力

過去五年間にクローマーで過ごした日々は、エドワード・バッチにとって素晴らしく幸せな、満ちたりた日々でした。彼の仕事のほとんどはそこで行なわれました。一九種類の薬のうち八つまでをそこで発見し、新しい医療体系の原則もここでまとめたのです。海辺の静かな冬の季節が彼は大好きでした。妨げや騒音、人込みから解放されることによって、自分の仕事に完全に専念することができたからです。彼は田舎の小径や海沿いの道を、もの思いに耽りながら何時間も歩いたものです。そして、それまでに体験したことのないほどの幸せな

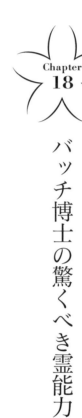

気持ちを味わい、また健康もよくなりました。

彼は、海とそれに関わるすべてのことを愛し、働いている漁民を眺めたり船を陸上げする手助けをするのが好きでした。自らも強い直観力をもっていた彼は、海辺や海上で生活する人々が同じような能力をもっていることを楽しく思いました。彼らは仕事をするのにもっぱら直観に頼り、いつ網を打ったらいいのか、カニ壺を沈めたらいいのかなどをかなり正確に感じとることができるのです。岸から何キロも離れた海域に出ていって、大漁を当てる人たちも中にはいました。

バッチ自身の直観力もまた、未来のことを度々予知できるほど強まっていました。あるとき、彼は嵐の到来を漁師たちに告げ、その日付――これは三週間も前のことです――を伝えて、その日には船を岸からあげ、網も安全な場所にしまっておくよう警告しました。

彼が予告したその日に本当に大嵐が到来しました。警告を覚えていた人たちは、さほど心配せずに済みましたが、その他の人たちは、船を引き上げるのに大変な苦労をしました。沢山の網がこの嵐によって流され、壊されました。

ある晩、彼は友人の漁夫が危機に頻している夢をみて、目が覚めました。ニシンをいっぱいに積んだ船が侵水し始め、二人の乗組員はそれを知らずに眠りこけていました。夢の中でバッチは一人にいいました。「目を覚ませ！　目を覚ますのだ！」。すると男は起き上がり、危険に気づいて、あわやというところで岸に船をつけることができました。水はものすごい速さで流れ込んでいました。

目を覚ますと、夢と危機感があまりに鮮烈だったため、バッチはすぐにベッドから飛び出し、大急ぎで着換えをして海岸に駆け降りました。すると、夢でみた通りの船がちょうど入ってくるところでした。彼は船を岸につけるのを手伝いました。友人の漁師はこういいました。

「俺たちは眠ってたんだ。突然、俺が目を覚ますと、水がどっと流れ込んでいた。ほんとうに危ないところだったよ。もうちょっとの間眠っていたら、岸に着くことはできなかったろうよ。あんたは何だって、こんなところにいたんだね」

この頃、似たような事件が多く起こりました。何にでも、誰に対してでも、深い同情と興味を寄せるバッチの心が、自分と相手との間につながりを作り、この共感によって彼は苦しむ人が助けを求める声を聞くことができたのです。

夜、苦痛で寝られずに困っているときに、バッチが枕辺に現われて額や腕に手を当て眠りに誘ってくれたと、患者たちはよく手紙に書いたり、あとで話してくれたりしたものです。

ある寒い嵐の夜のこと、救助船の男たちは指令が出るのを今か今かと待ち構えていました。このとき、海岸を歩いていたバッチは、とても遠いところから絶叫が聞こえてくるのを感じ、波に呑み込まれようとしている小船の幻をはっきりと見ました。

彼は自分の耳に聞こえたことと、海のどこにその船が漂っているのかを、救助船の男たちに告げました。乗組員たちは救助に向かおうとしましたが、船の灯火と指標になるものがみえないために、踏み出すことができませんでした。

バッチは非常に苦しみ、夜半中海岸を歩き回りました。助けを呼ぶ叫び声と難破船の映像が離れなかったからです。

翌朝、その海岸から数キロ離れた岸に、小型船の残骸が打ち寄せられているのがみつかりました。

バッチのもつヒーリング（癒し）の力もよりいっそう強まっていました。そして、遠く離れてさえいなければ、彼と会って生命力が自分の体内に流れ込むのを感じるだけで癒されることに、多くの人が気づいていました。

クローマーで過ごした最初の年のことですが、町からそう離れていない森の中を歩いていた彼は木こりに会い、海辺に出る道を尋ねました。老いて体が悪そうにみえたこの男は、口に起きている症状を話し始め、食べることも飲むことも、タバコを喫ったり話したりも満足にできないほど、舌の状態が悪化していると話しました。

木こりは、自分の前にいる男が医者だとは思いもよらず、森の散歩を楽しんでいる旅行客とばかり思っていました。老人の病がかなり進行していて、ふつうの方法ではほとんど治る見込みのないことに気づいたバッチは、男の肩に手を当てていいました。

「そのうちおいでなさい。私は町に住んでいます。あなたの健康が回復したことを祝いましょう」

しかし、二人が会ったのは二年も経ってからです。ある日、バッチが通りを歩いていると誰かが呼びかけました。「先生、森の中でお会いしたあの日以来、全然舌が痛まなくなりました。そのことをお伝えしたくて」。彼は口を開けて中をみせましたが、舌はすっかり健康な状態になっていました。

ある晩のこと、バッチは指先に痛みを伴うイボをつくってしまった少女のもとに呼ばれました。痛みのために、少女は幾晩も眠れず、泣いてばかりいました。痛みを和らげられるものは何もありません。バッチは、女の子を膝の上に乗せてその小さな手をとり、次にこういいました。「さあ、ベッドに戻りなさい。今夜はよく眠れますよ。指は癒えました」。

母親が少女をベッドに運び、それから指をみてみると、すでにイボは消え去っていたのです。

バッチはまた、急にある場所に行きたくなることがよくありましたが、行ってみると自分の助けや助言が決まって必要になるのでした。

あるとき、食事中に彼は急に立ち上がり、桟橋の突端に走っていきました。そこには、絶望のあまり海に飛び込もうとしている男の姿がありました。彼は人がいなくなるのを待って飛び込み自殺を謀ろうとしていたのです。職を失って、ほかにみつけることができずにいたのです。

バッチは男に、もう一度トライすればうまくいくと助言して、彼を近くの旅館に連れていき、上等な食物と飲物をふるまいました。翌朝、この男性は、よい給料の仕事をみつけることができました。

ある寒さの厳しい冬の午後、クローマーから数キロ離れた村を歩いていたとき、バッチは急に村に帰らなければならない、と感じました。大急ぎで走って戻ると、突然のしけで海に落ち、溺れてしまった漁夫が、海辺に担ぎ上げられたところでした。

男は意識不明の状態で、救急隊員が人工呼吸を施しているところでした。バッチは高度に発達した霊視の力を使って、男性の霊が体のすぐ上に浮いているのを認め、皆にその作業を続けるよう促しました。二時間経った頃に、人々はこれ以上人工呼吸を続けても意味がないと感じ始めましたが、それでもバッチは続けるよう命じました。霊が体に戻る決意をすれば、作業はずっと楽になるというのです。

しかし、八時間不断の作業が続けられ、その肉体がある程度の生気と温もりを取り戻し、顔も多少の血色を回復したにもかかわらず、霊魂は体に戻らないと決めて、他界してしまったのです。

バッチはようやく作業をやめるよう命じました。バッチが何をみたのかを知る者は、一人もいませんでした。霊が体の近くにとどまっている間は蘇生の可能性があるので、霊がいつでも入れるよう、肉体を受容的にしておく必要があるのです。それが、彼らに長いこと作業を続けさせた理由だったのですが、それを知る者は一人もいませんでした。

この出来事――隣人の一人に向けられたバッチの深い思いやりと看護――によって、バッチはクローマーばかりか、溺死した人の出身地である隣村の人々からも慕われ、この二つの村の人達の間に友好の絆を作ることにもなりました。

バッチは、直観または内なる知識に絶対的信頼を寄せましたが、このことは、人々が奇跡や超常現象と呼ぶ様々な結果を呼び起こしました。彼は最初に心の中に入ってくる想念《ソート》に従い、理性に邪魔される前にそれを行動に移したのです。そして、フラワー・レメディーを発見したり、病を癒したり、事故や事件を予見して人命を救ったりする中で、人は不可能というものを知らない全智全能の源に、直観を通して触れることができることを、幾度となく証明したのです。

Chapter
19

フラワー・レメディーの造り方②＝煮沸法

一九三四年三月のある朝、バッチはクローマーを発ち、次の二、三週間は静かな村の仮小屋を求めてイギリス南部のあちこちを放浪して過ごしました。彼はまたも、ほとんど一文無しの状態になりかかっていたのですが、落ち着ける正しい場所さえみつければ、自分を支えるに十分なお金を稼ぐ方法もみつかる、と確信していました。彼は、患者からは一銭もとらないという原則を、相変わらず固持していました。

過去四年間に彼がどうやって生活してきたのか、イギリスとウェールズを隅なく旅し、衣食住を保つことができたのかは、まさに謎です。特定の友人たちも、できるときには彼を助けましたが、残りは、彼のいうところの「大いなる力の保護」によるものでした。この力が、彼とその果たすべき務めを常に見守っていたのです。

多くの人は、彼を裕福な男と考えていました。ロンドンでの開業医時代にためたお金が沢山あるに違いない。患者から金をとらないというのは、金持ちの奇行にすぎないのだと考えたのです。薬を製造するのに必要になる瓶やブランデーを買うために、生活必需品にさえことを欠いたことを知る人は、ほとんどいません。

彼はサセックス州、ケント州、バッキンガムシャー州と探し続けましたが、いつも彼の注意を引いていたテームズ河流域に戻ってくるまで、適った場所がみつかりませんでした。彼はこの場所のソツウェルの村――バークシャー州ウォリンフォードから遠くない所――で、マウント・バーノンと呼ばれる小さな家を手に入れました。

一九三四年四月に彼はここに移りましたが、家に幾つか家具を入れただけで所持金は底を尽いてしまいました。それでも、彼は未来をわくわくする冒険のようにとらえ、一抹の不安さえ感じませんでした。

その二、三日後に、前にも述べた通り、彼は「七人の助け手」の最後の薬ワイルド・オート（野生カラス麦）を発見し、製造しました。

新居での最初の一か月は、ひっそりと生活することを楽しみました。可愛らしい小さな村の平和と美しさを楽しみ、とりわけ、家のまわりに小さな庭園を作ることに精を出しました。彼は、しばらくの間は誰にも居所を知らせず、また村人も彼が医師であることを知りませんでした。こうして、二、三週間のあいだ、彼は誰にも邪魔されずに、力を回復させることができたのです。

この週の間に、彼は『一二人の癒し手と七人の助け手』というタイトルの二作目の本を執筆し、一九三四年七月にこれは出版されることになりました。

新しい薬のグループを発見し効果を証明すれば、必ずそれを本にし、同時にすでに印刷されているものを改訂しましたが、この仕事は労力と費用のかかるものでした。『汝自身を癒せ』と『一二人の癒し手』の販売からは金銭的利益はえられませんでした。それは、誰もが入手できるよう、できる限り安い値がつけられていたためで、そこからえられるわずかな収入も、次の版のためにすべて使われていたからです。

また、薬種商が扱っている薬の販売から収入をうることもありませんでした。彼はできる限り安価に市販することのみを条件に、原液を彼らに手渡したのです。彼は野の花から抽出した薬を創造主からの無償の贈物と考えていたので、それを商業ベースに乗せることなど考えもしなかったのです。

庭仕事に費やす長く静かな日々が終わり、バッチの力が回復すると、彼の居所は人々に知られるようになり、患者たちが続々と彼のもとを訪れ、仕事を手伝ったり、毎日の沢山の文通を処理したりするようになりました。

一九三四年の夏の初めに、彼は患者たちと会うため、週一回ロンドンにも出かけました。しかし、騒音と雑踏は相変わらず彼の心身を苦しめ消耗させたため、彼はソツウェルに留まり、そこを仕事の拠点とする決意を固めました。彼は、自分の仕事がいつの日か認められ花療法が広く使われることを、この頃から確信していました。

助手の一人が、バッチの仕事に使う専用の家「ウェルスプリングス」(訳注：水源の意)を提供したのは、この頃のことです。これは同じソツウェルの村にある古い家で、天井にはオーク材の梁が使われ、広い暖炉があり、大きな庭に囲まれ、その向こうには果樹園と原野が広がっていました。それで、バッチは暇をみつけては家具作りに励み、マウントバーノンの家にも家具を据えつけました。

彼はにれと松の材木から独自のデザインでテーブルやタンス、椅子やベッドを作りました。ほとんどの場合、木製のクギが使われ、くるみの汁で塗装を施しました。

一九種のフラワー・レメディーの最後のものを発見した今、自分の仕事も終わりにきているると彼は感じていましたが、まだ網羅されていない心理状態または気分にとって必要な薬が別にある、と考えました。

これらの薬は翌年の春まではみつかりません。そこで、冬場の季節は大工仕事に精を出すことにしました。

彼は、最初の薬のグループとはまったく異なる方法で、次の一九種の薬の知識と使い方を手にすることになります。

それぞれの薬を発見する数日前から、彼はその特殊な薬が必要となる特殊な心理状態に苛まれました。それは、これほどの苦しみに苛まれていても人は正気を保てるものなのか、と周囲の人々が驚いたほど、強烈なものでした。彼は心理的な苦悶を体験しただけでなく、その度合が極端になったときには、体にも症状が現われました。

こうした体験は、常人のレベルを越えた勇気と信仰を必要とするものでした。正しい薬を発見することによってこうした心身の苦痛が癒されることはわかっているものの、なお一九種の薬を発見しなければならず、その一つ一つについて自分が苦しみを体験しなければならないことを、彼は知っていたからです。

並み外れた勇気と、人の苦しみを楽にする方法をみつけたいという願いだけが、彼の支えでした。立っていることも、座って楽にしていることすらできないときさえありましたが、彼は決して休んだりしませんでした。患者を診療し続け、手紙の対応に追われ、歩いたり自転車を漕いだりしながら新薬の発見に費やしました。足を使えないほど重体のときには、車

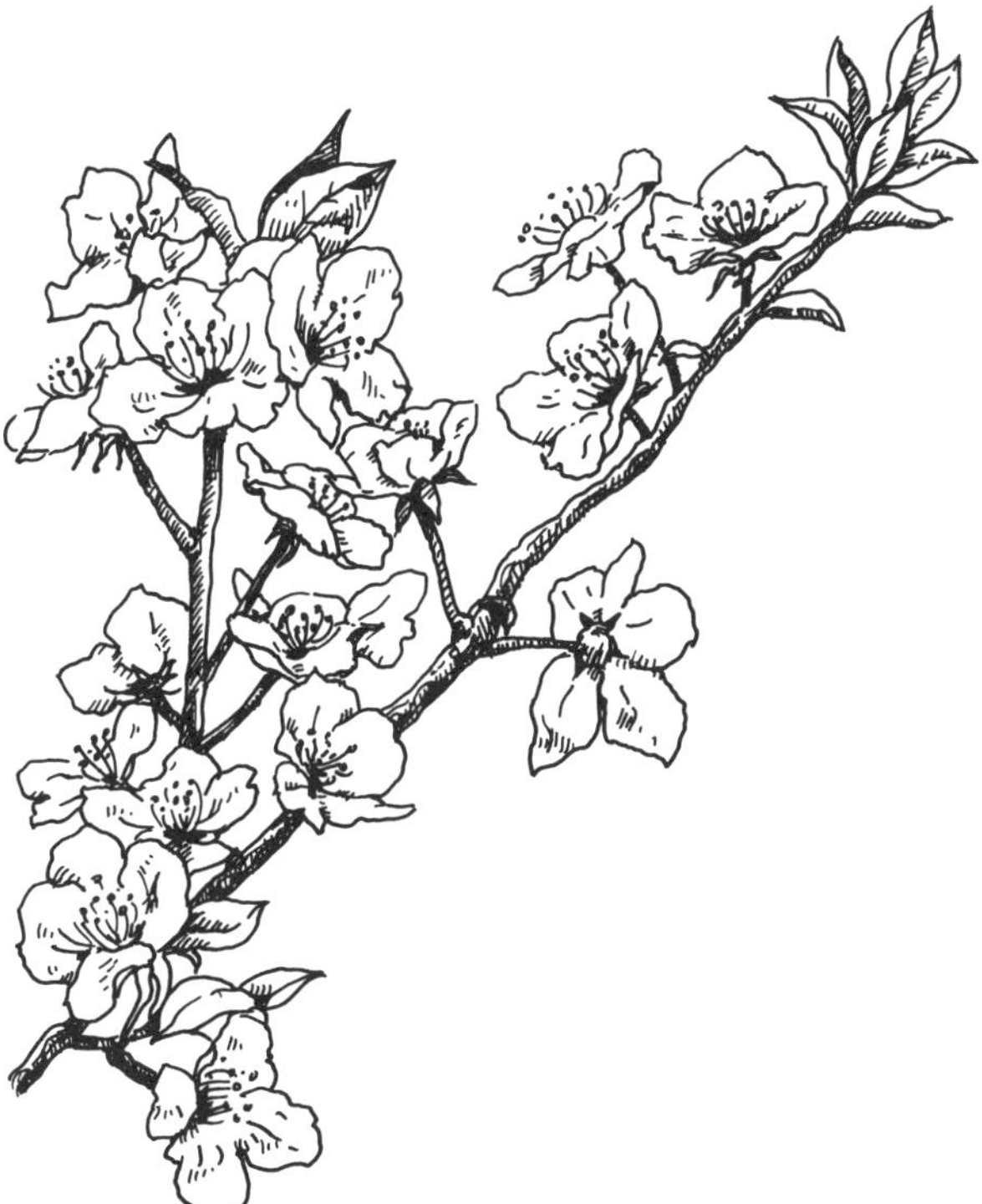

チェリープラム
(ベニハスモモ)

を使いました。

一九三五年三月、彼は最初の薬であるチェリープラム（ベニハスモモ）を発見します。数日前から彼は前頭洞《ぜんとうどう》にひどい炎症を起こし、顎骨一帯の激痛と激しい頭痛に苦しんでいました。正気を保って生きていられないと思えるほど、絶望感を伴う激しい苦しみです。

彼は自分がこの心理状態に効く薬を発見する直前にあると知り、ある朝早くに外に出て、薬を求めて野原や田舎道をさ迷いました。チェリープラムの白い花でおおわれた生垣をみつけたのはこのときです。彼は早速、花のついた枝を何本か折り、家に持って帰りました。

この植物は硬い木質のもので、初春の太陽はまだ力が弱かったため、バッチはこれらの枝を水に入れ、火にかけて煮ることにしました。

煮てから一時間ほど成分を浸出させ、液がさめると濾過して、できた薬液を二、三滴服用しました。すると、ほぼ同時に心の苦痛がとれ、それとともに体の痛みもひきました。そして、翌朝には全快していたのです。

次の半年間で、彼は残る一八種の薬を発見しました。その内訳は、一一種の木の花と若葉

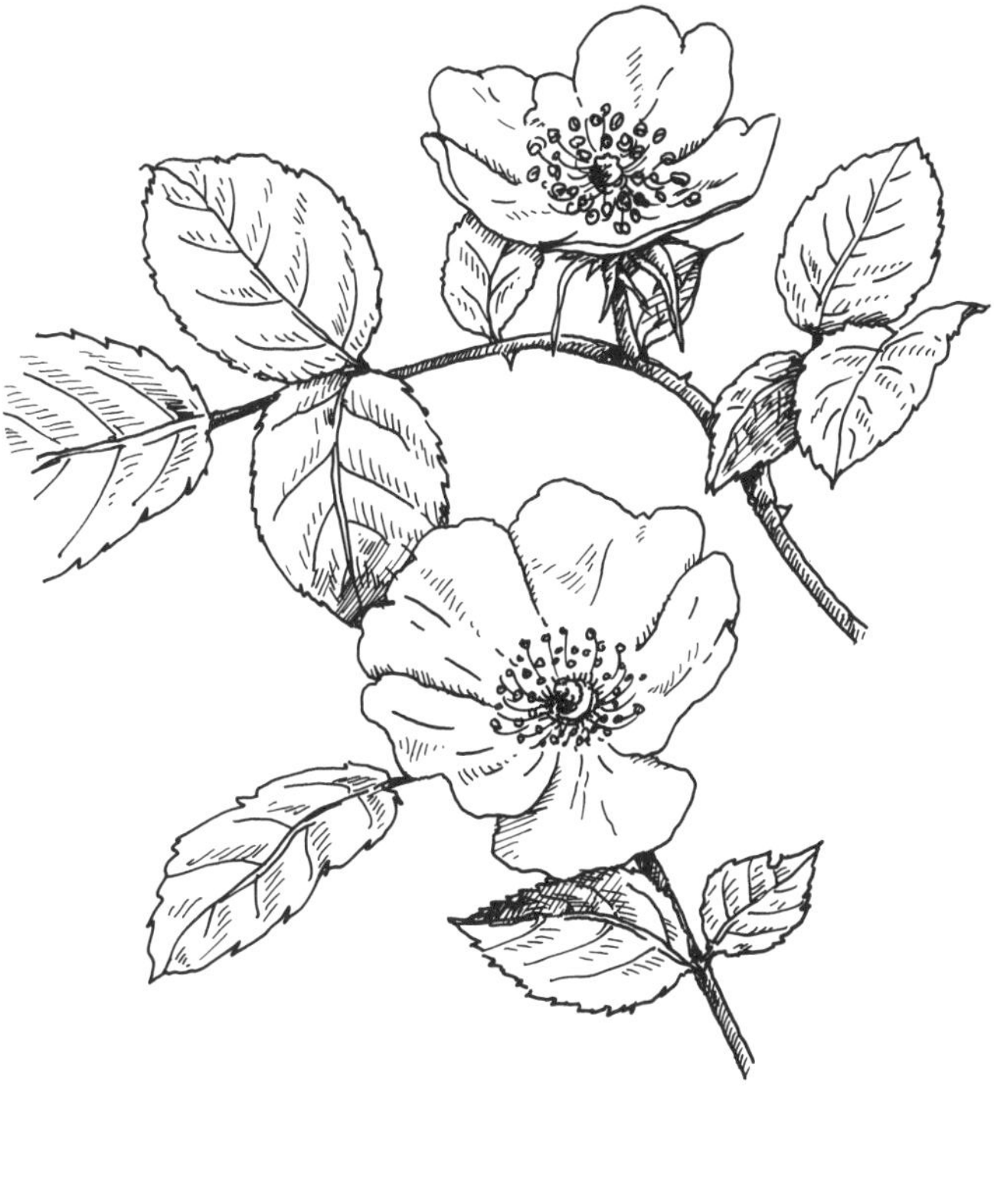

ワイルド・ローズ
(西洋野ばら)

のついた小枝（西洋にれ、西洋アカマツ、落葉松、やなぎ、ぽぷら、西洋しで、西洋くり、西洋ブナ、山りんご、西洋くるみ、西洋トチノキの若芽と赤と白の花）、三種の灌木（西洋ひいらぎ、すいかずら、西洋野ばら）、二種の草（スター・オブ・ベツレヘム、野生のからし菜）でした。

西洋トチノキだけは太陽法を使って相乗し、他のものには煮沸法を使いました。液はよく冷ましてから濾《ろ》過し、保存料となる等量のブランデーと一緒にボトルに詰めます。

この年の八月に、彼は一連の薬の最後のものを相乗し終え、自分の発見したことを小冊子の形で出版し、『一二人の癒し手と七人の助け手』の中に組み入れました。

過去半年間の緊張は、実際、とても大きなものでした。薬は次々に発見され製造されましたが、一つ一つを発見する直前に彼が体験する心理的、身体的な苦痛は非常に大きく、彼の心身を極度に弱まらせました。

これらの薬の発見はごく簡単なもののようにみえますが、こうした経験に耐えるのに常人を超えた勇気と決断力がどれほど必要だったかは、彼とともに生活した人でなければわからないことです。

夏のもっとも暑い時期に、彼の体は長期間悪性の吹出物におおわれ、脚は膝から踝《くるぶし》まで腫れあがり、髪の毛は抜け落ち、目がみえなくなることさえありました。ある薬を発見する前には、顔が腫れ上がり激痛を起こしました。一度出血に侵されると、自分の被っている心理状態に効く薬がみつかるまで、それが止まらないこともありました。

彼は新しい薬が必要となる心理状態を体験しそのつど体をひどく痛めましたが、これは彼の過敏な性質が起こしたものです。彼は、自分を訪れようとしている患者の病や苦しみを、事前に身に受けるのが常でした。ときには、患者がくる数時間前にそれが起こることもあったのです。このことは、彼にとっては非常な苦しみではありましたが、そのお蔭で患者の状態を深く理解できるようになり、患者は救われることを確信できたのです。

Chapter 20

エドワード・バッチ博士の晩年

エドワード・バッチは、過去半年間に経験したことでかなり疲労していましたが、休息をとる十分な機会をもてずにいました。患者の数は増す一方で、彼と助手たちは、これにかかりっきりでした。フラワー・レメディーの使い方を習いにくる人は多く、素晴らしい結果をえた人たちからの手紙が全世界から寄せられていました。

このことは彼を大変満足させました。彼の仕事の大目的は、医学知識をもつかどうかに関わらず、誰もが使える薬と治療法を発見することにあったからです。病気治療は限られた数の人間の手にのみ任されるべきではない。それは治療で役立ちたいと願うすべての人の特権である、と彼は強く感じていたのです。

このため、一九三六年一月に彼が無資格の助手を使っていることに言及した警告書を医師会から送りつけられたときにも、彼はこの件についての自分の見解を、はっきり医師会に示しました。医師会が彼の氏名を名簿から削除すると決定しても、彼は少しも動じませんでした。むしろ、それを望んでいたのです。彼は常に自分がハーバリスト（野草療法家）として知られることを望み、自らもそう名乗り、今後も人々が自分で自分を癒せる方法を教え続けていくつもりでした。

一九三六年一月八日に、彼は次のような書簡を医師会に送りました。

拝啓

無資格の助手たちを働かせている件についての医師会からの警告書を受け取りましたが、私は数名の者たちと共に業務をしており、今後もしていくつもりであることをお知らせしたいと思います。

前にも医師会にお伝えした通り、自らを癒す方法を病人その他の人々に伝えることは、医師たるものの責任であり特権であると考えるものです。

あなたがどのような処分をされるかにつきましては、すべてあなたの判断に一任したく存じます。

野草がかくも単純に使え、またかくも驚嘆すべき治療効果をもつことを私はすでに立証しているため、すでに正統医学を放棄しています。

敬具

英国医師会会長殿

エドワード・バッチ

彼は、自分の氏名が名簿から抹消されたことを伝える医師会からの通知に、十分に準備していました。このことは、彼および助手たちが、今後患者の家庭を訪問できなくなることを意味していましたが、バッチにとってそれは重要なことではありませんでした。というのも、これまでの経験から、もっとも大きな治療成果を生む患者たちは、自ら診察してもらいにくるだけの労をとった人たちであることを、彼は知っていたからです。

医師会からの手紙を受け取ったその日に、彼はその手紙の写しを添えて、次の書簡を各地の同僚に送付しました。

「同封の書簡は医師会から送られてきたものであり、今後私たちの往診を禁止する旨が書かれています。

今後、患者は我々の元に来なければなりません。あるいは、その親や近親者が症状を我々に報告してくることが必要となります。このことは、むしろよいことであると考えます。労する者こそが報われるからです、このような人は、人だかりがあまりに多くてイエスに近づく方法が他になかったため、病人を寝床ごと取り上げて屋根からイエスの前に吊り下ろした人たちに似ています（訳注：ルカ福音書第5章17部にこの記述がある)」

手紙を発送すると、彼は急増してくる仕事に忙殺されて、この件についてはすっかり忘れてしまいました。月日は流れましたが医師会からは何も返信はなく、また人々からの通信もそれ以上ありませんでした。

一九三六年の夏に、彼は本の第三版の原稿を書き、これに『一二人の癒し手その他の薬』というタイトルを付けて、その年の九月に出版しました。

彼は一九の薬の記述を改訂し、その他の薬についてできる限り簡潔な形で書き加えることに大変苦労しましたが、ようやく、誰もが薬の意味を理解し、自分の述べる性格型《タイプ》を識別できると思えるところにまでこぎつけました。

原稿が出版社に送られると、彼は野草による治療と処方の仕方に関する論文『癒しの野草』を執筆する仕事にとりかかりました。フラワー・レメディーの知識を広く一般庶民に伝える最善の方法は講演旅行による、と考えたためです。彼は、自分と助手たちが次々と場所を変えて講演旅行をする計画を立て、一九三六年九月二四日の五〇歳の誕生日には、自らウォリンフォードの町で初めての講演を行ないました。

一〇月末にかけて彼の体力はひどく衰え始め、それまでいつも忠実な友だった体は、それ以上動くことに耐えられなくなり、彼はベッドに縛りつけられる身になりました。

しかし、彼は仕事をやめませんでした。彼の指示の下で三人の助手たちは膨大な手紙のやりとりをこなし、町や村で講演を行ない患者たちに処方を教えました。

彼は最深の注意を払って助手たちを訓練しました。野草を発見し、病気治療の新しい手法を完成するという仕事を完成させた今、助手たちと、彼の治療体系をすでに使っている全世界に散らばる人々すべてにその応用法を伝授することのみが、彼の願いでした。

そのようにすれば、自分の時間と労力をすべて今後の仕事に傾けることができます。病気の治療に関してもっと発見すべきことがあることはわかっていました。その仕事がどのようなものになるのか、地上でできるものなのか、別の世界に持ち越すことになるのかについては、まだわかっていませんでした。

彼にとっては、生命は永続するものであり、死というものによって阻まれることない絶えざる流れでした。彼にとって、死は単に状態の変化を表示するものでしかなかったのです。そして、彼は地上でしか行なえない仕事もあれば、霊的状態が必要とされる仕事もあると信じていました。

彼は驚くべき生命力と、どんな苦しみも軽くしてしまう力をもっていましたので、まわりの人たちは彼がもうすぐ回復すると期待をかけていました。しかし、徐々に彼は衰えをみせ始めました。一時元気を盛り返して食欲と体力も回復し始めたものの、それも長くは続きませんでした。そして、一九三六年一一月二七日に、彼は永遠の眠りにつきました。

エドワード・バッチの生涯は短かったものの、五〇年間彼は休みなくただ一つの目的——病人を癒すための純粋かつ単純な方法の発見——のために働きました。そして、地上でなしうるすべてのことをやり終えた今、自分と共にいた人々がフラワー・レメディーの知識を広げる仕事を引き継いでくれることに満足し、肉の身を横たえて別の世界で仕事を継続する途についたのです。

彼の一生は人に仕え、人に与える一生でした。彼は、自分の持ち物をほとんど残さないほど気前のいい人間でした。衣類は、ふだん着古していたもの以外ありませんでした。他の衣類はすべて人に与えてしまったのです。お金は、たった五〇ポンドしか残しておらず、これも仕事を拡大するのに使う予定でした。

彼は最終的結論に達してその成果を発表するとすぐ、それまでの研究過程で作ってきたノートをすべて破棄してしまう習慣がありました。こうすることによって、矛盾する記録がなくなり、学ぶ人を迷わすことがなくなると彼は考えていたのです。病気の治療を単純なものにすること、そうすることによって、大多数の人の心に渦巻く病への恐怖を除くことが彼の目的でした。

彼はよくこういったものです。

「〝お腹がすいたから庭からレタスをとってきて食べよう。恐怖心から病気になったのでミムルスを飲もう〟。こんないい方ができるくらいに簡単にしたい」と。

Chapter 21

フラワー・レメディーによる奇跡的な治療の事例

一九三〇年から三六年まで、バッチはもっぱらフラワー・レメディーのみであらゆる種類の病気の治療に当たり、その成果は真の治療物質は大自然の恵み深い植物に含まれているという彼の確信を証明するものとなりました。このような事実は、野草が人間の使う唯一の治療手段だった昔の時代には知られていたことです。

さらに、患者の体内に苦痛を生む反作用を起こさずに治療のプロセスを助ける、純粋かつ単純な薬を発見したいという願いもかないました。三八種の野草は優しく、確実に治癒を起こしました。また、この中には毒性植物は一つも含まれていなかったので、服用しすぎや処方の誤まりから悪い結果を生む恐れもなかったのです。

また、これらの薬は、本人が望めば、他の治療法や医薬品と併用することもできます。それによって素晴らしい効き目が失われるということはありません。処方の仕方もごく単純で、カルペッパーなどの昔の薬草療法家たちの薬と同じく、誰もが家に保存して使える種類のものです。

一九種類の薬が加わったことで、バッチは最初のフラワー・レメディーのグループにうまく反応しなかった症例にも素晴らしい成果を収め、自分が、長年に及ぶ正統医学の研究においても、三八種のフラワー・レメディーに匹敵するものを発見できなかったことを喜びました。

長年にわたる頑固な症状が、かなりの短期間で治りました。風邪、頭痛、しもやけといったささいな症状に負担を感じている人たち、あるいは体に症状を起こしてなくとも過労や心配事、恐怖心、憂鬱などにひどく苦しんでいる人たちも、健康を回復できたばかりか、今まで体験したことのないほどの、楽しく幸せな気持ちになることができました。

事例①

戦争後遺症に苦しむある男性は、密室にいることに耐えられず、わずかな物音でも飛びはね、車が外を通っただけで震えて、喋ることができなくなる有様でした。彼は、毎晩のように悪夢に襲われては金切声をあげて目を覚ますため、ベッドに入ることさえ怖くて仕方ありませんでした。彼は極端に落ち着きがなく、自分でも説明できないものにたえず怯え、この状態が回復しないと何かとんでもないことを自分がするのではないか、とびくびくしていました。

体の健康も悪化していました。ひどい不消化に鼓腸、便秘に悩まされ、背中の痛みはいつまでもとれずにいました。

彼は次の薬を処方されました。まず、戦慄に対してはロック・ローズ（はんにち花）、何かしでかすのではないかという恐怖心にはチェリープラム（ベニハスモモ）、理由のわからない恐怖心にはアスペン（ぽぷら）、人と物音への恐怖心にはミムルス（みぞほうずき）、耐え難い心の苦しみに対してはスイート・チェストナット（西洋くり）、バランスを欠いた定まらない心の状態にはスクレランス、そして落ち着かぬ心に対してはアグリモニー（西洋きんみずひき）が処方されました。

翌週には、彼はだいぶ落ち着きを取り戻しました。まる三日間、悪夢を見ずに眠れ、背中の痛みもだいぶ楽になっていました。同じ処方が繰り返され、一か月後には素晴らしく回復したと報告してきました。

この期間中に悪夢は一度しかみませんでした。消化不良は改善し、胃腸は正常に働くようになりました。彼にとってもっとも大事な変化は、それまでは皆から離れて一人でしか食べられなかった食事を、皆と一緒にとれるようになったことです。彼は治癒することにますます自信を深めましたが、騒音は相変わらず彼を悩ましました。

そこで、ミムルス、アグリモニー、アスペン、ハニーサックル（すいかずら）、ラーチ（落葉松）が次に処方されました。ハニーサックルは彼の心があまりに過去のことにとらわれすぎているため、またラーチは自信を完全に取り戻させるために追加されたものです。

それから音沙汰がありませんでしたが、八か月後に、とてもよくなったのでもう薬はいらないと思うと、報告してきました。すっかり恐怖心はとれ、よく眠れるようになり、前よりずっと楽しさと充実感を覚えるようになりました。たまに気が滅入ったり消化不良気味になる以外は、すっかり回復したと語りました。

そこで、スクレランス、ミムルス、ロック・ウォーター（岩清水）、ゲンチアナ（りんどう）、マスタード（野生のからし菜）が処方されました。スクレランスは彼の取り戻した平静さと確信を保たせるため、ミムルスは特定の食物をとると消化を乱すのではないかという恐怖心に対して、ロック・ウォーターは彼が人生に厳しく当たる人間に育っているため、ゲンチアナとマスタードは憂鬱を起こす発作の治療に使われました。

三週間この混合薬が繰り返し処方されましたが、彼はよくなってからもさらに二、三か月の間定期的に訪れました。家にこのボトルがあるというだけで自信が湧いてくる、というのがその理由でした。

事例②

もう一人の男性は大戦中にガス中毒にかかり、その後も呼吸困難を度々起こしていました。胃痛や乗物酔いがひどく、仕事に差しつかえを起こしていました。

彼は断定したものの見方をする人で、とても有能でしたが、人に君臨するようなところがありました。このような特徴はバイン（西洋ぶどうの花）を表示しています。仕事がうまく運ばないことに憤り、その原因を環境のせいにしていました。これはウィロー（やなぎ）を表示します。そして、話の大部分が過去のことばかりでした。この特徴はハニーサックルを表示します。

さらに、発作が起こると怯え（ミムルス）、決断力がなくなり（スクレランス）、ひどいうつ症状（野生のからし菜）を起こしました。

これら六つの薬が四週間投与された結果、彼の症状は大きく改善され、希望に満ちて、恐怖心や落ち込みがなくなるまでになりました。彼は、この治療を辛い冬場に続けましたが、驚いたことには、ほとんど不快感を起こすことなく過ごすことができました。

彼の心理状態の変化に応じて処方も変化しました。あるとき、彼は妻の病気をひどく心配するあまり、胃腸と呼吸困難をぶり返してしまいました。他を心配しすぎる性格はレッド・チェストナット（ベニバナトチノキ）を表示しますが、彼は妻のことばかりを考えていつもボーとし、仕事にまったく身が入らなくなっていたので、クレマティス（せんにん草）も併用することになりました。

またあるときには、仕事に精を出したあとでかなり体力の消耗を感じ、それ以上続けることができなくなりました。心理的にもかなり疲れて仕事のことしか考えられなくなり、この問題で頭を痛めていました。最初の症状に対してオリーブが与えられ、二番目の症状にホワイト・チェストナット（西洋トチノキ）が与えられました。この二つの薬の助けをえて、彼はまもなく体力を回復し、正常な心理状態を取り戻しました。

その年の終わりまでには、彼は本来の症状をすっかり忘れ去り、風邪や足腰のささいな痛みなどを治療してもらうためにやってくるようになりました。

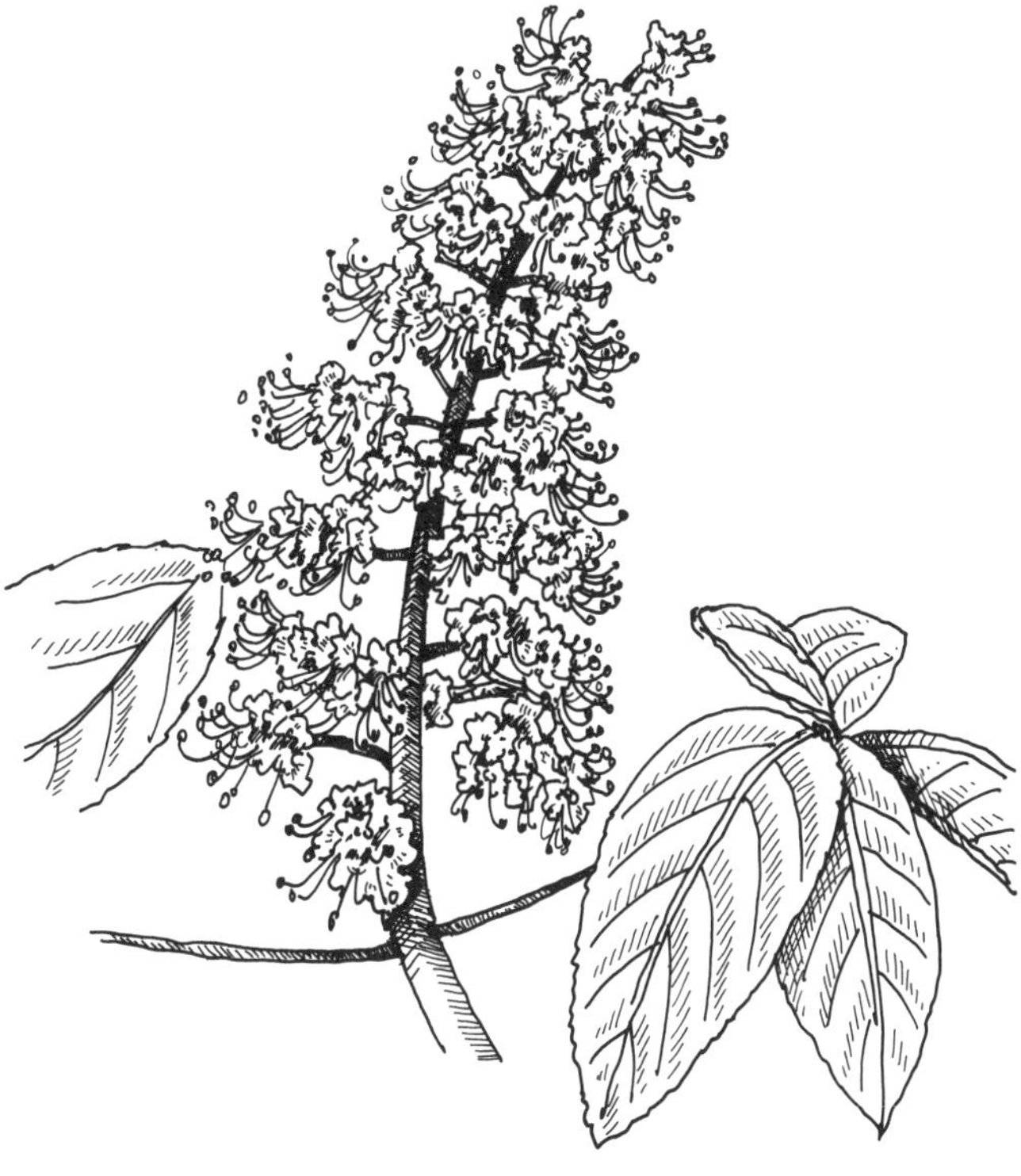

ホワイト・チェストナット
(西洋トチノキ)

事例③

ある女性は長年、静脈瘤性潰瘍を両踝《くるぶし》に起こしていました。たまに治っては、すぐにまた再発するということの繰り返しです。両脚は腫れ上がり、色は抜け、激しい苦痛を訴えていました。彼女は治療の見込みがないものとあきらめていましたが、フラワー・レメディーにかけてみようと思い立ちました。

失望に対するゴース（はりえにしだ）、あきらめに対するワイルド・ローズ（西洋野ばら）、苦痛に対するアグリモニーが数週間投与されました。患者は前より希望をもち始め、痛みは徐々に薄らいできたものの、腫れには何の変化も起こりませんでした。

彼女は両脚をみじめに思い、汚らしいと考えるようになっていたので、この心理状態に対してクラブアップル（山りんご）が追加され、また子供や家事のことを心配する女性だったので、チコリー（キクニガナ）も処方されました。

二、三週間以内に、右踝の腫れは引きましたが、左踝はまだかなり腫れていて、色も抜け、

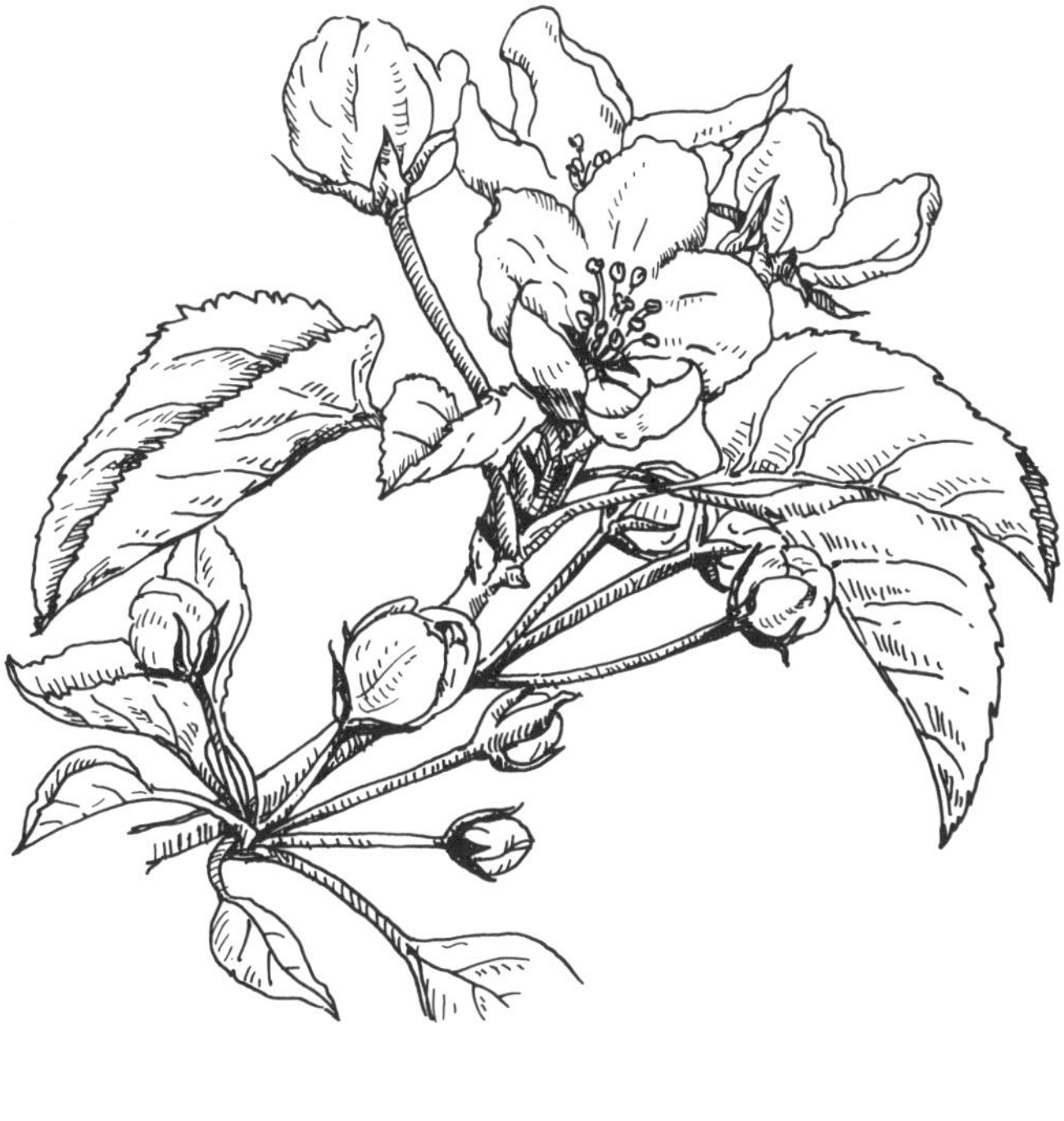

クラブアップル
(山りんご)

回復の兆しがみえませんでした。

患者は生きることへの興味と希望がまったく失われているようにみえました。体の自由がきかないことが彼女を制約し、自分のしたいと思っていることをできなくさせていたのです。また、よくなりたいという活発な願いに欠けているようにみえました。このようなことはワイルド・オート（野生カラス麦）を表示しましたので、この治療薬だけが投与されました。

効き目はほぼ瞬間に現われ、回復は驚くべきものでした。左踝の腫瘍は小さくなり始め、膿まなくなり、両脚ともに腫れと脱色が引いて痛みが消えた、と彼女は報告しています。

ワイルド・オートはさらに数週間投与されて回復はますます進み、両脚の腫瘍は癒え、踝周囲にかすかな痕跡を残すだけになりました。

事例④

ある造園師は教週間にわたり両手に皮膚炎を患っていました。皮膚は亀裂を生じてガサガサになり、中の肉が露出して、患者は耐えられない痛みを訴えました。どんな治療法も効かなかったのです。

この男性は陽気で元気、明るい性格の人で、仕事中いつも笑ったり歌を歌ったりして、妻や友人からも自分の悩みを隠していました。このような性格は、アグリモニーを明示するものです。彼は失業をいつも恐れてそれが頭にこびりついてしまっていたため、ホワイト・チェストナットも投与されました。また、隠そうとしても短気やイライラを人に対して感じるため、ホリー（西洋ひいらぎ）とインパーチェンス（ほうせんか）を、さらに重い責任を感じてそれが果たせるのかいつも悩んでいたため、エルム（西洋にれ）を与えられました。

これら五種の薬はローションとしても使われました。そのまま数週間が経った頃、両手が全快した彼はバッチを訪れました。その話によれば、薬を使って二、三日した頃に包帯がとれるようになったそうです。心理面でも身体面でも苦痛がとれて、皮膚はすっかり柔らかくなめらかになり、炎症の痕跡もとどめてはいませんでした。以来、再発はしていません。

事例⑤

ある作業員は、数年間両手に皮膚炎を起こしていました。みると、両手はかなりひどい状態で、ひりひりする激痛が走り、爪は腐り始めてうみが出ていました。同様な症状が両足にも出ています。

彼は睡眠不足ですっかり疲れ果て、これが原因でイライラし、症状に我慢できなくなっていました。きれいにしようと、できる限りの治療を試みましたが症状は改善せず、すっかり落胆してふさぎ込んでいました。

このため、内服とローション用に次の薬が処方されました。消耗にオリーブ、イライラと辛抱しきれない性格にビーチ（西洋ブナ）とホリー、きれいにするためにクラブアップル、そして落胆にはゲンチアナです。

彼は三か月間定期的に通いましたが、両脚と健康全般はすぐに改善し、手のほうはゆっくりと改善しました。気分の変化に応じて処方も変えられました。あるときには自己憐憫に陥り、強いうつ症状に襲われましたので、このときにはチコリーとマスタード（野生のからし菜）が投与されました。少しでも症状が再発すると、希望をくじかれて仕事への関心を失ってしまうので、この面で彼を助けて本来の軌道に戻すために、ゴースとクレマティスを投与しました。

三か月の終わりには両手も完癒し、今までで一番気分が爽快になった、と彼は話してくれました。

事例⑥

一〇歳になるある男の子は、二年間、背中と首、胸にかけて定期的にじんましんの発作に襲われていました。少年は明るい性格で、発作中の不快感と痛みで夜中眠れず健康全般が悪化しているときも、この苦しみを軽く考えようと努めました。この性格はアグリモニーを表示したため、内服薬とローションとしてこれを使わせた結果、二、三日で症状はすっかり消えました。その後二か月間、軽い再発症状がときどき起こりましたが、同じ薬で治り、以来

——五年経過しています——再発はみられません。

事例⑦

尻、膝、踝《くるぶし》、手首にリューマチ性関節炎を病み、歩行不自由になったある中年男性は、回復の希望をあきらめていました。二本の杖で動き回ろうとしましたが、痛みはとまりません。関節はひどく変形し、筋肉は萎縮し、全身の健康状態は悪化しています。たえず痛みと出血を起こす痔と便秘にも悩まされていました。

歩き回るのはとても大変でしたが、彼は仕事を続けました。これは一日何時間も立っていることが必要となります。ほんの少しでも回復したいと希望をかけてあらゆる治療を試みましたが、ほとんど効果はありませんでした。

彼は、自分のことで家族に迷惑がかかるのを心配しすぎて神経質になり、自分を責めては無理して働いていました。このために体はさらに弱くなり、彼はいっそうイライラして怒りっぽくなりました。

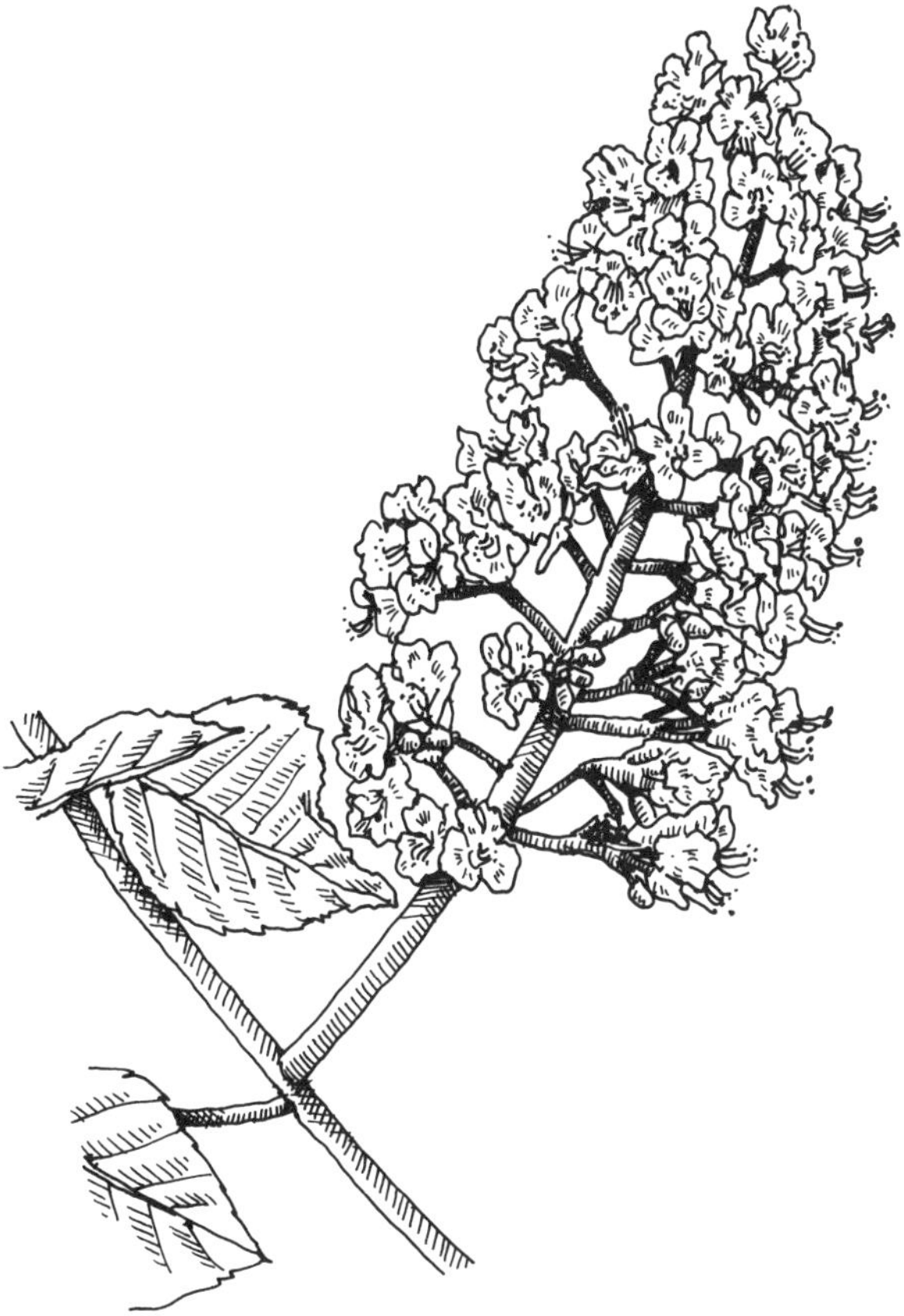

レッド・チェストナット
（ベニバナトチノキ）

次の薬が処方されました。治療に絶望している心理状態にゴース、他を心配しすぎる心理にレッド・チェストナット、自責の念に松、緊張しすぎにバーベイン（くまつづら）、虚弱にセントーリー、神経質にミムルス、短気とイライラにインパーチェンスです。

これらの薬を一か月間とった彼は、その効果に大喜びしました。痛みは和らぎ、ずっと遠くまで歩けるようになりました。

彼は回復するという希望をもち始めましたが、ときどき疑いがでてきて、落ち込むことがありました。これに対して、ゲンチアナとマスタードが投与され、自信に欠けているのでラーチが投与されました。

彼は仕事柄、国中を旅しなければならなかったので、ソツウェルに戻ってくるまで長い期間あくことがよくありましたが、回復は進み、最後には杖もいらなくなり、数キロの道を楽に歩けるまでになりました。ほぼ真っすぐに立つことができるようになり、腰を曲げずに済むようになりました。左膝はまだ痛み、硬さがありましたが、手首はほぼ正常になりました。しかし、脚の筋肉はまだ衰えていました。

彼はすぐによくならないことに我慢できなくなり――これはインパーチェンスを表示――フラワー・レメディーと並行して他の薬や軟膏なども試し続けました。かつての経験がこうした薬の無効性を証明するまでに至っていなかったのです。これに対して、チェストナット・バッド（西洋トチノキの新芽）が処方されました。

服用して一年以内に、彼は自分がまったく違った人間になったように感じました。ロンドンの舗道の上をステッキを使わずに七キロも歩けるようになり、便秘は治り、痔にも悩まされなくなり、よく眠れ、食欲も増進し、数年ぶりに幸福感にみたされました。左膝にやや痛みと硬さが残り、脚の筋肉がまだ完璧な強さを取り戻していないことを除けば、疲れずに毎日の仕事をこなせるようになりました。

事例⑧

ある若い女性は風邪をひいてばかりいて、これをふり切るのは難しいと感じていました。風邪によって体の健康全般は悪化し、仕事をするのも難しくなっていましたが、何とか頑張ろうとしていました。
二、三の薬を試してみましたが、大した効き目はありませんでした。それから、ホーンビーム（西洋しで）を試しました。この薬を一瓶使ってから健康は目立って改善し、それからというもの風邪知らずになりました。

事例⑨
ある老人は、五週間ほど前に急に座骨神経痛に襲われました。あまりに痛みが激しくて、歩くことも座ることも、横になっていることもできない状態でした。急な発病のショックが彼を神経質にし、痛みがやまないために非常にイラ立っていました。治療を受けて、急性の症状だけは楽になりましたが、ももとふくらはぎには痛みが残り、夜間と座るときに痛みが悪化しました。
急な発病のショックに対してスター・オブ・ベツレヘム、自信を取り戻すためにラーチ、症状が再発したときに脚を使うことを恐れるため、恐怖心を除くミムルス、イライラと緊張

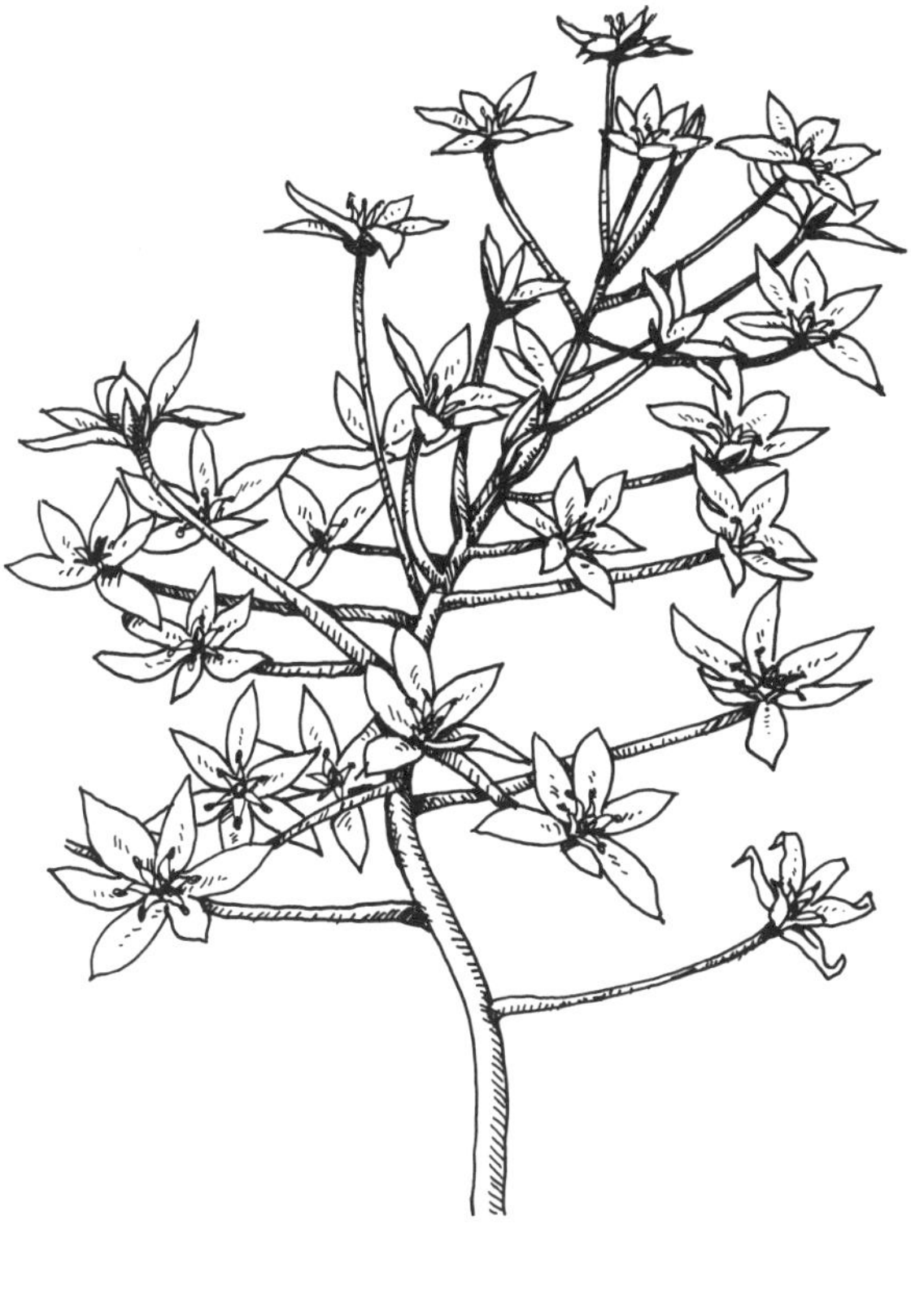

スター・オブ・ベツレヘム
(おおあまな)

しすぎに対してインパーチェンスとバーベインが処方されました。

一週間以内に、ももの痛みはとれました。夜はよく眠れるようになったものの、ふくらはぎにはまだ痛みが残り、脚の筋肉に力が欠けていました。患者は落ち着かず、痛みにイライラしていました。

インパーチェンス、バーベイン、ミムルス、ラーチをさらに続け、落ち着かないため、アグリモニー、力を与えるためにホーンビームを加えました。三週間のうちに彼はすっかり苦痛から解放され、ふつうに歩けるようになり、長距離のドライブも楽にできるようになりました。

事例⑩

一八歳のある少女は生まれつき、てんかんの発作があり、週に二、三度発作に襲われることもあれば、一か月何事もなく過ぎることもありました。

身体は丈夫で強く、彼女自身は外へ出て働きたいと強く願ったのですが、母親がそれをよ

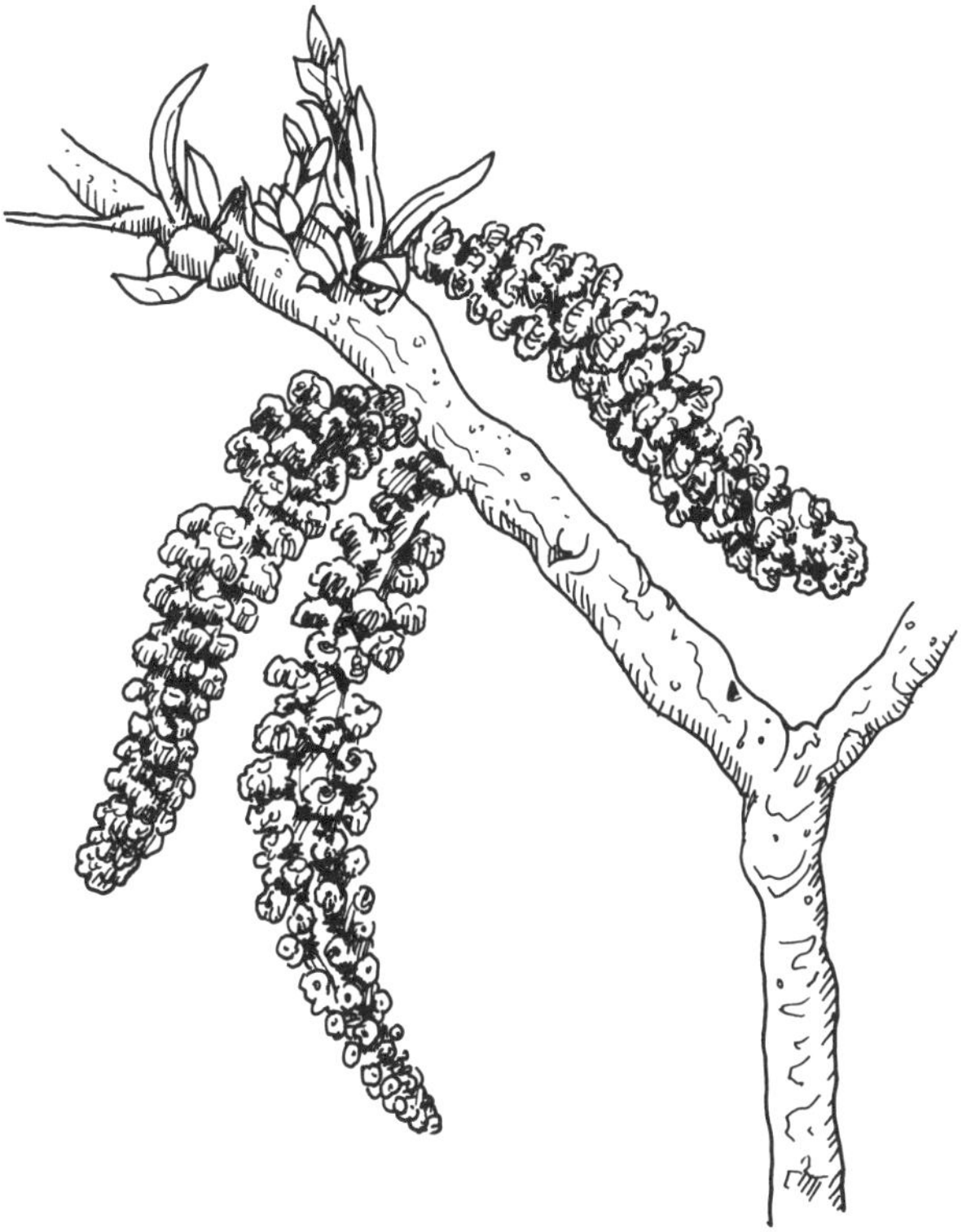

ウォルナット
(西洋くるみ)

しとせず、彼女を家の中に閉じ込めて何もさせずにいました。このため、彼女はフラストレーションを起こして人生に興味を失い、自信も失ってしまいました。

クレマティス、スクレランス、ラーチ、ウォルナット（西洋くるみ）が処方され、彼女は七週間これらを服用し続けました。その間に三度発作が起こりました。いずれも、早朝ベッドにいるときです。

クレマティスは、発作時の失神と人生への興味喪失に対して、スクレランスは心のバランスがとれず頼りない心理に、ラーチは自信回復のため、ウォルナットは希望をとげられない焦りに対して処方されたものです。

彼女は一〇か月治療を続け、その間、気分に応じて処方も変えられました。あるときは、困難を克服し一人立ちする力を取り戻させるためにセントーリーが追加され、人生を役立てようとの願いを増すために、何週間かオートが投与されました。

五か月間は発作が起こりませんでしたが、その後朝早くに軽い発作が起ったため、これでまた勇気をくじかれてしまいました。ゲンチアナとハニーサックルが追加されました。ハニーサックルは過去を忘れる助けとなる薬です。これによって、彼女はまもなく自信と希望を取り戻すことができました。

性格は少しづつ積極的になり、ついには仕事を探す決意をするようになり、仕事ができるという自信がもてるようになりました。近くの町で看護婦見習いの仕事をみつけ、翌月も、念のため診療所にきて薬をもらいました。

最後に診察したとき、彼女はもう発作を起こさなくなっていました。彼女は、弱く、はにかみ屋でかなりヒステリックな少女から、穏やかで、自信に満ちた、明るい女性に変化していたのです。

SUPPLEMENT
付録

「12人の癒し手」基本のフラワー・レメディー12種

花の名前	開花期と効能
1　アグリモニー [Agrimony] 学名：Agrimonia eupatoria 和名：西洋きんみずひき	開花期は6、7、8月。 明るい外見の背後に、心労を押し隠している人に。
2　インパーチェンス [Impatiens] 学名：Impatiens glandulifera 和名：ほうせんか	開花期は7、8、9月。 短気やいらいら、極度の緊張から常に心が落ち着かない人に。
3　ウォーター・バイオレット [Water Violet] 学名：Hottonia palustris 和名：――――	開花期は5、6月。 もの静かで、つらさを一人で耐え、他からの干渉を許さず孤高にひたる人に。
4　クレマティス [Clematis] 学名：Clematis vitalba 和名：せんにん草	開花期は7、8、9月。 無関心でぼんやりした人や、失神、昏睡状態にある人に。
5　ゲンチアナ [Gentian] 学名：Gentiana amarella 和名：りんどう	開花期は8、9月。 落ち込みやすく、理想と現実とのギャップに苦しむ人に。
6　スクレランス [Scleranthus] 学名：Scleranthus annuus 和名：――――	開花期は7、8月。 優柔不断で、いつも二つの事柄の間をいったりきたりして、物事を決めかねている人に。

花の名前	開花期と効能
7　セラトー [Cerato] 学名：Ceratostigma willmottiana 和名：るりまつりもどき	開花期は8、9月。 優れた知恵や直感、判断力をもっているのに自己不信に陥り、本来の自分が発揮できずにいる人に。
8　セントーリー [Centaury] 学名：Centaurium umbellatum 和名：――――	開花期は6、7、8、9月。 意志薄弱で人に影響されやすく、いつも自分の心を見失いがちな人に。
9　チコリー [Chicory] 学名：Cichorium intybus 和名：キクニガナ	開花期は7、8、9月。 他人のことを心配しすぎて、その世話で翻弄される傾向のある人に。
10　バーベイン [Vervain] 学名：Verbena officinalis 和名：くまつづら	開花期は7、8、9月。 熱中しすぎるあまり、体力の限界を越えて精神力にのみ頼り、神経を緊張させてしまう人に。
11　ミムルス [Mimulus] 学名：Mimulus Guttatus 和名：みぞほうずき	開花期は6、7、8月。 対象（動物、暗がり、人間など）がはっきりしている恐怖心をもっている人に。
12　ロック・ローズ [Rock Rose] 学名：Helianthemum nummularium 和名：はんにち花	開花期は6、7、8、9月。 戦慄感が本人、あるいは周囲の人々を支配していて、緊張を要するときに。

「7人の助け手」フラワー・レメディー7種

花の名前	開花期と効能
1　オーク [Oak] 学名：Quercus robur 和名：西洋かし	開花期は4、5月。 希望を失わず、困難を乗り越えようと努力するタイプの人に。
2　オリーブ [Olive] 学名：Olea europaea 和名：――――	開花期は5月。 人生には前向きだが、辛い経験で衰弱している人に。
3　ゴース [Gorse] 学名：Ulex europaeus 和名：はりえにしだ	開花期は4、5、6月。 長い闘病生活などで回復の希望を失い、よくなる努力をしなくなったタイプの人に。
4　バイン [Vine] 学名：Vitis vinifera 和名：西洋ぶどうの花	開花期は5月。 自信家で何事も自分の思い通りにことを進めようとする頑固な人に。
5　ヒース [Heather] 学名：Calluna vulgaris 和名：夏咲きエリカ	開花期は7、8、9月。 話し好きで一人でいるのを嫌い、人に囲まれているのを好むタイプの人に。
6　ロック・ウォーター [Rokh Water] 学名：―――― 和名：岩清水	時期は6、7月。 厳格な理念で抑圧され、自分の健康に必要なものを否定している人に。

花の名前	開花期と効能
7　ワイルド・オート [Wild Oat] 学名：Bromus ramosus 和名：野生カラス麦	開花期は7、8月。 興味と積極性を喪失し、病気回復の願望のないタイプの人に。

最後に発見したフラワー・レメディー19種

花の名前	開花期と効能
1　アスペン [Aspen] 学名：Populus tremula 和名：ぽぷら	開花期は3、4月。 理由のはっきりわからない漠然とした恐怖心にさいなまれている人に。
2　ウィロー [Willow] 学名：Salix vitellina 和名：やなぎ	開花期は5月。 社会のこと、他人のこと、日常生活にまでいきどおっている人に。
3　ウォルナット [Walnut] 学名：Juglans regia 和名：西洋くるみ	開花期は4、5月。 人との絆に縛られやすい人や、いつまでも人に影響されている人に。
4　エルム [Elm] 学名：Ulmus procera 和名：西洋にれ	開花期は3、4月。 完璧を追い求めすぎるあまり、それができず落胆してしまう人に。

花の名前	開花期と効能
5　クラブ・アップル [Crab Apple] 学名：*Malus pumila* 和名：山りんご	開花期は5月。 通常の社会生活がおくれなくなるほどの極度の潔癖症の人に。
6　スイート・チェストナット [Sweet Chestnut] 学名：*Castanea sativa* 和名：西洋くり	開花期は6、7、8月。 なかなか解決できない耐え難い心の苦しみ、深い絶望感をもっている人に。
7　スター・オブ・ベツレヘム [Star of Bethlehem] 学名：*Ornithogalum umbellatum* 和名：おおあまな	開花期は4、5、6月。 心理的、肉体的なショックの後遺症に。
8　チェストナット・バット [Chestnut Bud] 学名：*Aesculus hippocastanum* 和名：西洋トチノキの新芽	開花期は4、5月。 ある経験からレッスンを学びとれず、何度も同じ誤りを繰り返してしまう人に。
9　チェリープラム [Cherry Plum] 学名：*Prunus cerasifera* 和名：ベニハスモモ	開花期は2、3、4月。 自制心を失ってしまうのではないか、何か恐ろしいことをしでかすのではないかという不安に襲われている人に。
10　パイン [Pine] 学名：*Pinus sylvestris* 和名：西洋アカマツ	開花期は5、6月。 やろうと思っていることが遂げられなかったことで、必要以上に自分を責める人に。

花の名前	開花期と効能
11　ハニーサックル [Honeysuckle] 学名：Lonicera Caprifolium 和名：すいかずら	開花期は6、7、8月。 過去を忘れることができず、いつまでもずるずると引きずっている人に。
12　ビーチ [Beech] 学名：Fagus sylvatica 和名：西洋ブナ	開花期は4、5月。 心がとても狭く、いつも他人の悪口や批判ばかりしている人に。
13　ホリー [Holly] 学名：Ilex aquifolium 和名：西洋ひいらぎ	開花期は5月。 憎悪、妬み、嫉妬、かんぐりなどを、いつもまわりに対して抱いている人に。
14　ホワイト・チェストナット [White Chestnut] 学名：Aesculus hippocastanum 和名：西洋トチノキ	開花期は5、6月。 過去のことばかり後悔していて、前向きにものが考えられない人に。
15　ホーンビーム [Hornbeam] 学名：Carpinus betulus 和名：西洋しで	開花期は4、5月。 心理的な疲労、消耗によって、力が発揮できずにいる人に。
16　マスタード [Mustard] 学名：Sinapis arvensis 和名：野生のからし菜	開花期は5、6、7月。 突如、理由もなく襲ってくる、うつ症状や無力感などを追い払い、喜びを作り出す。

花の名前	開花期と効能
17　ラーチ [Larch] 学名：Larix decidua 和名：落葉松	開花期は4、5月。 自信に欠け、実行する前から失敗を恐れてしまう人に。
18　レッド・チェストナット [Red Chestnut] 学名：Aesculus carnea 和名：ベニバナトチノキ	開花期は5、6月。 他人、とくに身近な人のことを、あまりに心配しすぎる人に。
19　ワイルド・ローズ [Wild Rose] 学名：Rosa canina 和名：西洋野ばら	開花期は6、7、8月。 地味な努力を積むことがなく、すぐあきらめやすい人、冷めやすい人に。

●フラワー・レメディーの造り方

フラワー・レメディーの造り方には、サン・メソッド（太陽法）とボイル法（煮沸法）があります。太陽法は、花のパワーを生かすには太陽の熱がもっとも有効なことから生み出された方法で、太陽の光をいっぱいに浴びた花の露からエッセンスを抽出します。また、水で煮出してエッセンスを抽出する煮沸法は、花のついた小枝や灌木など主に硬い木質の植物につかわれます。

●フラワー・レメディーの飲み方

使用する治療ビンのエッセンス各４滴に、ティースプーン１杯の水か果汁を加え、それを口に含みます。１分間そのままにしてから飲み込みます。これを１日４回（起床したとき１回、日中２回、就寝前に１回）飲用します。

次にフラワー・レメディーそれぞれの造り方を見ていきます。

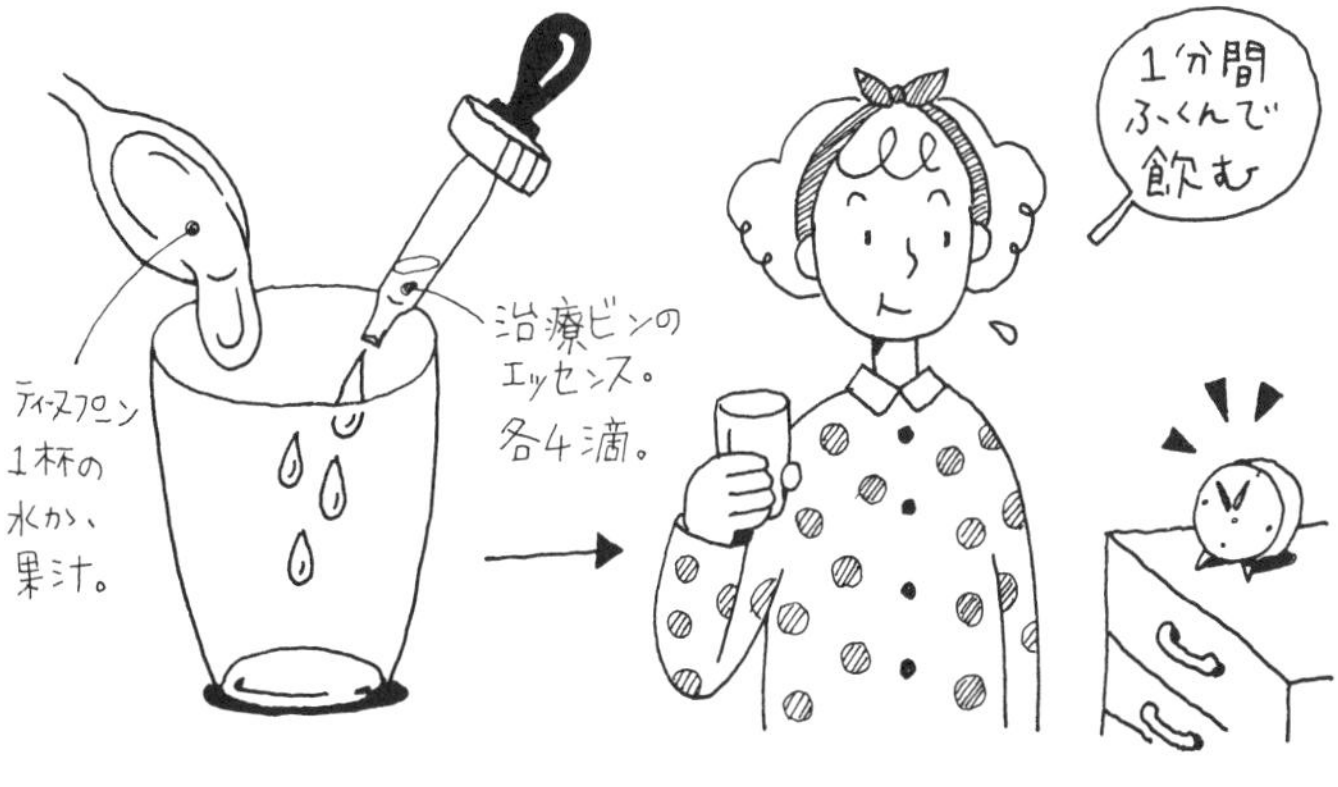

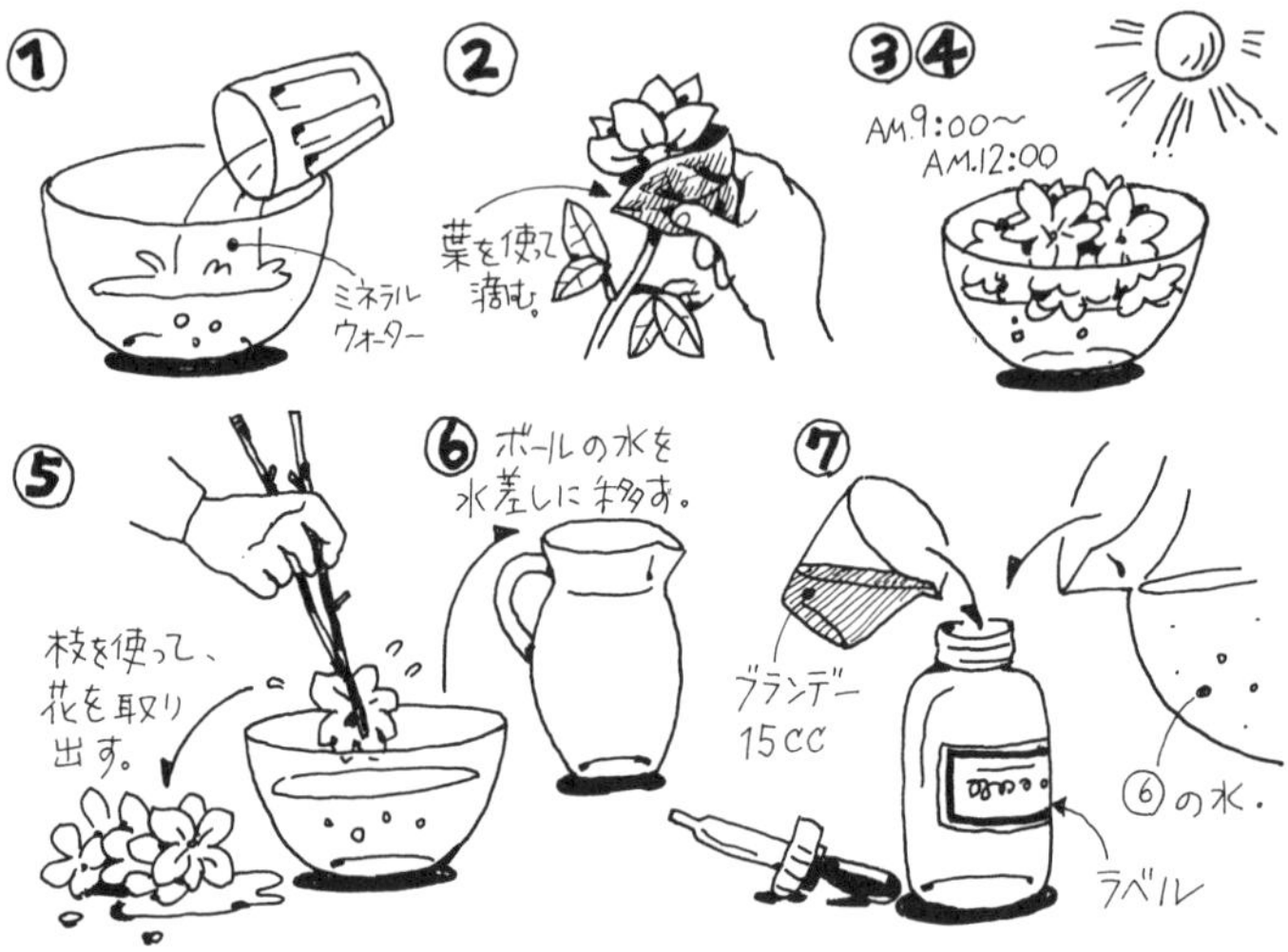
①
ミネラルウォーター
②
葉を使って摘む。
③④
AM9:00〜AM12:00
⑤
枝を使って、花を取り出す。
⑥ ボールの水を水差しに移す。
⑦
ブランデー15cc
⑥の水。
ラベル

以上によってできるものが、太陽法の原液ビン（マザー・エッセンス）です。内容がわかるようにラベルを貼り保存してください。なお、何年かたち下に淀みができたときには、新しいボトルに漉しながら移します。

〈太陽法で使う花〉

アグリモニー（西洋きんみずひき）、インパーチェンス（ほうせんか）、ウォーター・バイオレット、クレマティス（せんにん草）、ゲンチアナ（りんどう）、スクレランス、セラトー（るりまつりもどき）、セントーリー、チコリー（キクニガナ）、バーベイン（くまつづら）、ミムルス（みずほうずき）、ロック・ローズ（はんにち花）、オーク（西洋かし）、オリーブ、ゴース（はりえにしだ）、バイン（西洋ぶどうの花）、ヒース（夏咲きエリカ）、ワイルド・オート（野生カラス麦）、ホワイト・チェストナット（西洋トチノキ）

●サン・メソッド（太陽法）

〈用意するもの〉

1、250ccの水が入るボール（ガラス製、または陶器でもよい）

2、小型の水差し（ガラス製）

3、30ccのスポイト付きボトル

4、ミネラルウォーター（250cc）

5、ブランデー（15cc）

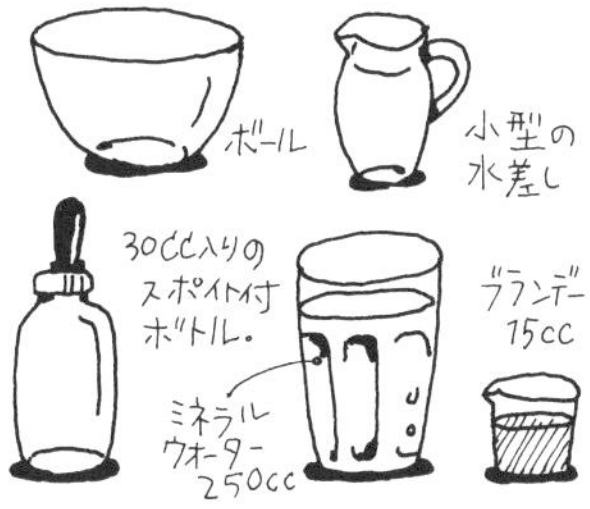

〈あらかじめの準備・注意点〉

あらかじめ水を入れた鍋に1、2、3を入れ、ゆっくり温めて沸騰したら、そのまま20分間煮沸消毒しておく。

また、午前9時前には、必ず花のある場所へ行って作業を始めること。この時間帯は花にまだ虫がついておらず、1日の中でも太陽のパワーがもっとも強いので効果が大になる。

〈造り方〉

①1のボールに250ccのミネラルウォーターを入れ、太陽の当たる場所におく。

②花をガクのすぐ下から摘む。

（摘むときには、直接自分の指でふれてはいけない。その樹の葉や枝などを使って摘むこと）

③ミネラルウォーターを入れたボールに、摘んだ花を浮かせる。

（水面いっぱいに、まんべんなく敷き詰めること）

④そのまま9時～12時まで太陽に当てる。

⑤十分太陽の光を浴びたなら、指先が水につからないように葉や枝を使って、浮かべた花を取り出す。

⑥花を取り出したあとのボールの水を、2の水差しに入れる。

⑦3のスポイト付きボトルに、15ccのブランデーを入れ、これに⑥を入れて出来あがり。

（⑥の残った水も同じようにして造る）

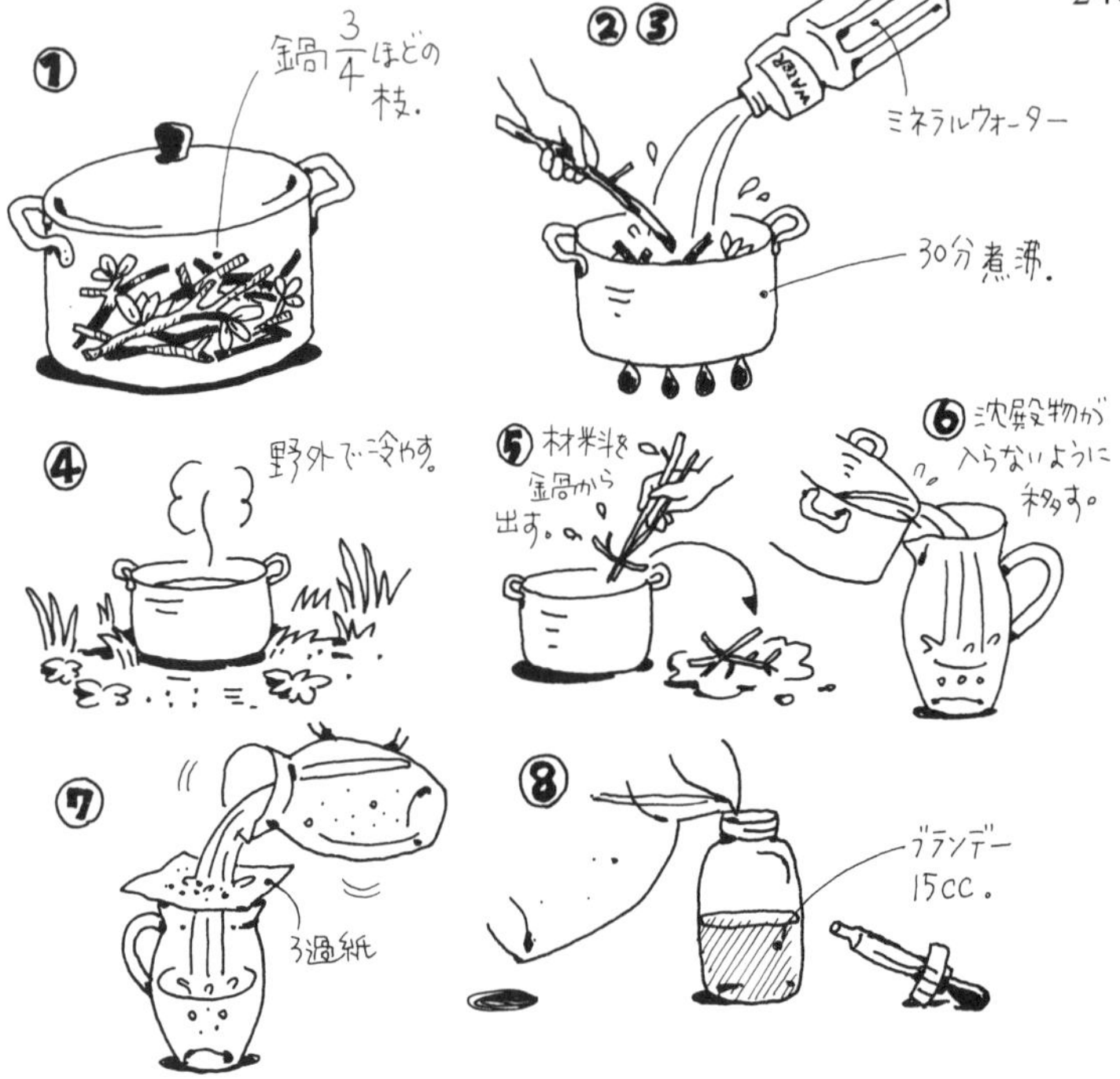
①
鍋3/4ほどの枝。
②③
ミネラルウォーター
30分煮沸。
④
野外で冷やす。
⑤
材料を鍋から出す。
⑥
沈殿物が入らないように移す。
⑦
ろ過紙
⑧
ブランデー15cc。

てください。

〈ボイル法で使う花〉

アスペン（ぽぷら）、ウィロー（やなぎ）、ウォルナット（西洋くるみ）、エルム（西洋にれ）、クラブ・アップル（山りんご）、スイート・チェストナット（西洋くり）、スター・オブ・ベツレヘム（おおあまな）、チェストナット・バット（西洋トチノキの新芽）、チェリープラム（ベニハスモモ）、パイン（西洋アカマツ）、ハニーサックル（すいかずら）、ビーチ（西洋ブナ）、ホリー（西洋ひいらぎ）、ホーンビーム（西洋しで）、マスタード（野生のからし菜）、ラーチ（落葉松）、レッド・チェストナット（ベニバナトチノキ）、ワイルド・ローズ（西洋野ばら）

●ボイル法（煮沸法）

〈用意するもの〉

1、3ℓ入りの鍋（ホーロー製か、ステンレス製のもの）
2、水差し2個(陶器かガラス製)
3、30ccのスポイト付きボトル
4、ろ過紙（2〜3枚）
5、ミネラルウォーター（1ℓ）
6、ブランデー（15cc）

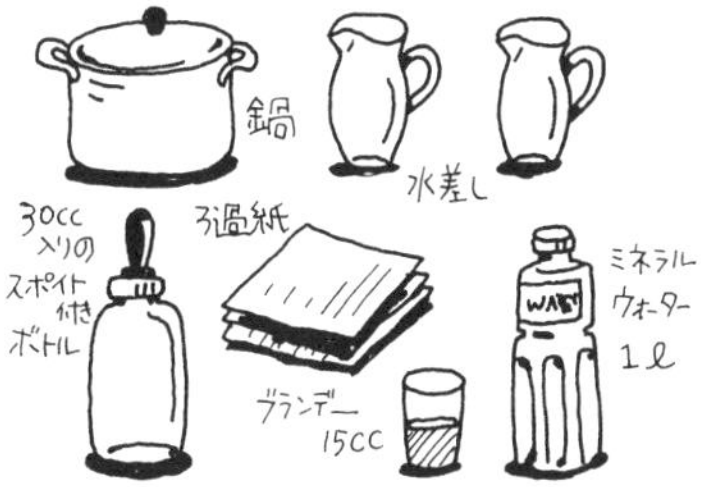

〈あらかじめの準備・注意点〉

2、3はあらかじめ太陽法と同じように煮沸消毒をし、スポイト付きボトルには15ccのブランデーを入れておく。また、午前9時前には花を摘む場所に行くこと。

〈造り方〉

①鍋の4分の3ほどに、花のついた枝と長めの枝1本を入れ、フタをして家に持ち帰る。
②鍋に1ℓのミネラルウォーターを加え、火にかけて沸騰させる。
③花が水底につくようにしながら、30分間煮沸する。
（作業には手やほかの道具を使わず、いっしょにとってきた長めの枝を使うこと）
④時間がきたら、火からおろし野外で冷やす。
⑤冷えたら材料を全部鍋から出す。
（指が水にふれないように、枝を使うこと）
⑥鍋に残った水を、沈殿物ができるだけ入らないようにしながら水差しに移す。
⑦もうひとつの水差しにろ過紙を付け、⑥の水をゆっくり移す。
⑧3のブランデーの入ったスポイト付きボトルに、⑦の水を加えて出来あがり。

以上によってできるものが、ボイル法の原液ビンです。内容がわかるようにラベルを貼って保存し

●フラワー・レメディーの調合の仕方

フラワー・レメディーは、原液ビン（マザー・エッセンス）から保存ビン（ストックボトル）を、さらに保存ビンから治療ビン（レメディーボトル）を調合して実際に使用していきます。

〈保存ビンの造り方〉

①30ccのスポイト付きボトルを煮沸消毒する。

②これに２滴の原液と、ブランデーを加えボトルを満たして完成。

〈治療ビンの造り方〉

①症状にあわせて、どの保存ビンのエッセンスを使うかを決める。（治療に使用のときは６種類まで混ぜてよい）

②30ccのビンに、使用するエッセンスを各２滴とブランデーをティースプーン１杯入れ、ミネラルウォーターでビンを満たして完成。

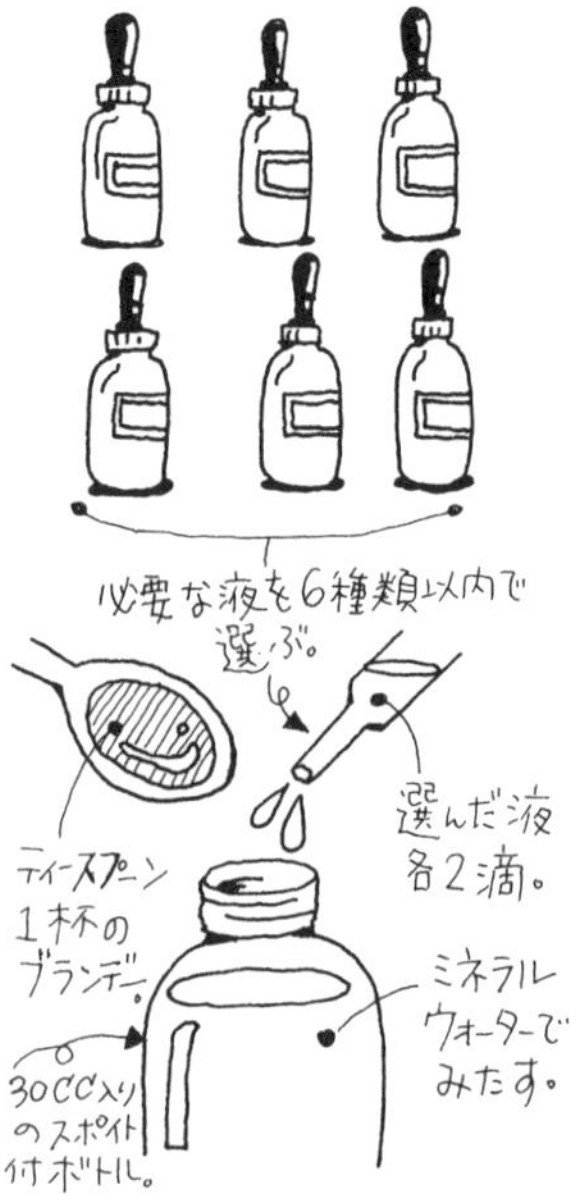
必要な液を6種類以内で選ぶ。
ティースプーン1杯のブランデー。
選んだ液各2滴。
ミネラルウォーターでみたす。
30cc入りのスポイト付ボトル。

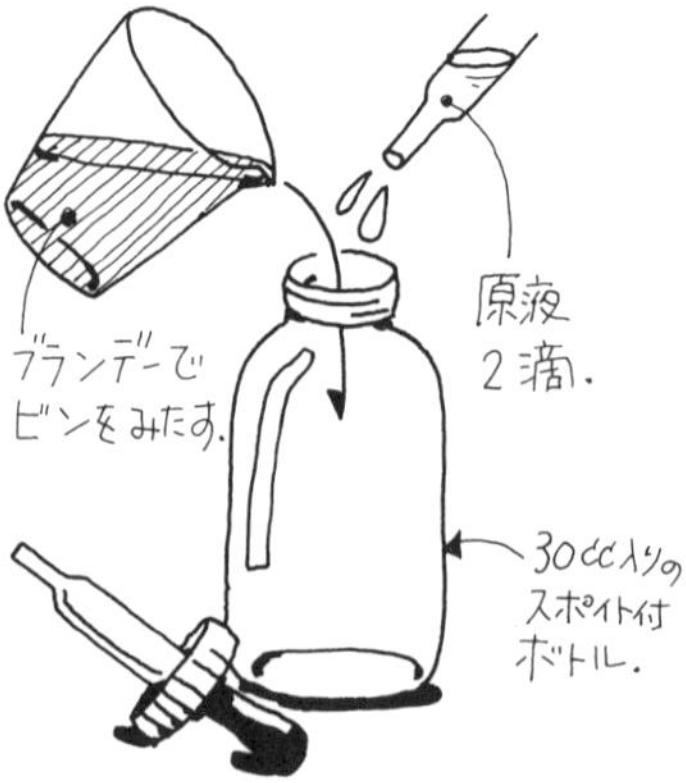
ブランデーでビンをみたす。
原液2滴.
30cc入りのスポイト付ボトル.

●レスキュー・レメディー（救急薬）の使い方

レスキュー・レメディーは、5種類のフラワー・レメディーを混合したものです。命にかかわるような緊急用なので、フラワー療法家は常に持ち歩くようにすすめられています。とくに事故や悲報のあとなど、急なショックを受けたときには効果的です。

〈種類〉

①おおあまな（ショック）
②はんにち花（恐怖）
③ほうせんか（緊張）
④ベニハスモモ（絶望）
⑤せんにん草（意識もうろう）

〈使い方〉

水の入ったカップに4滴入れて、15分おきに飲ませる。飲めないときは、口、耳の後ろ、歯茎、手首に擦り込む。水がない場合は、直接、口、歯茎、舌に含ませる。

薬として長期間飲ませるときは、ティースプーン1杯の水に4滴加え、1日4回飲用する。また、500ccの水に6滴加え、湿布に使用してもよい。

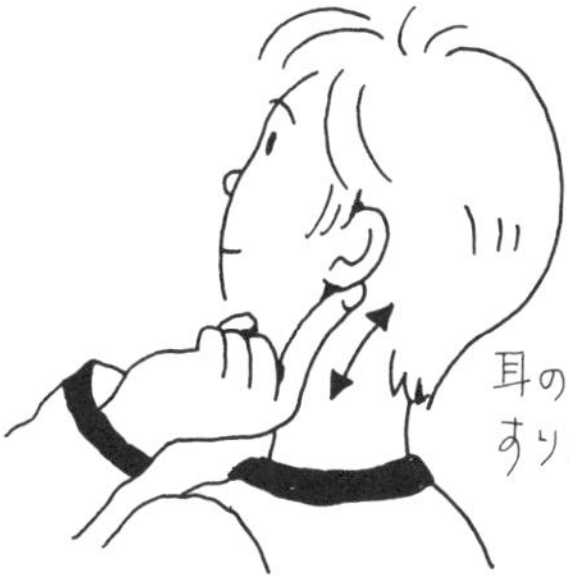

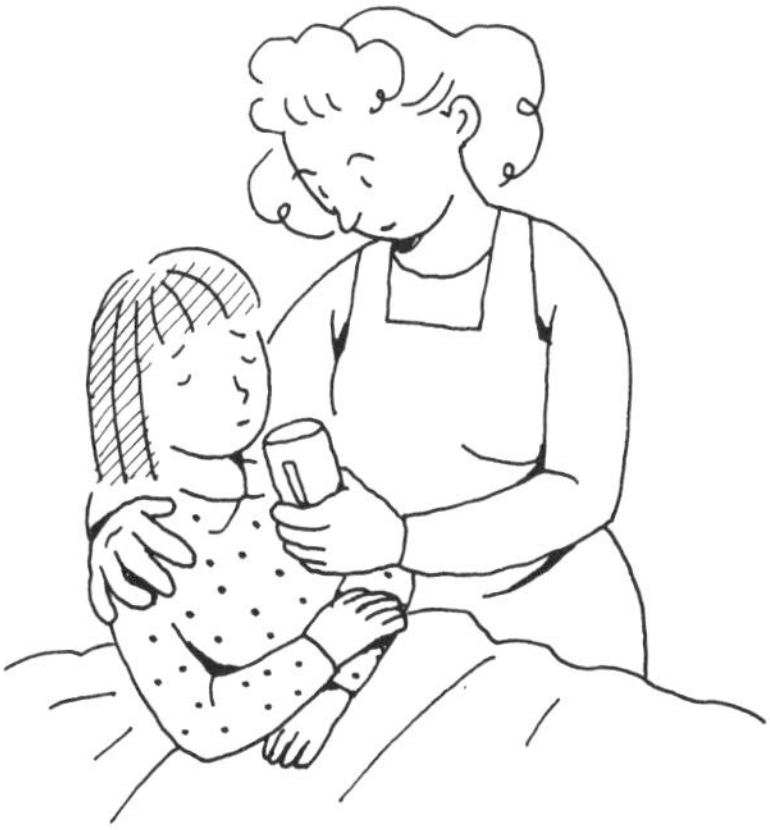

訳者あとがき

本書は“The Medical Discovery of Edward Bach, The Physician”by Nora Weeks C. W. Daniels Co., England, 1940の邦訳で、近年世界的に注目され始めているフラワー・レメディーの開発者、エドワード・バッチ博士の数奇なる生涯を辿りながら、博士が発見した薬草ならぬ薬花の不思議な治療力、エッセンスの抽出法、治療の原理、奇蹟的治療例の数々を、読者にご紹介するものです。

フラワー・レメディーは、まだ日本ではあまり知られてはいません。これは、バッチ博士が現代医学を放棄することによって発見したヒーリング・フラワー（薬花）の抽出液のことで、〝レメディー〟とは治療薬の意味です。

訳者が初めてフラワー・レメディー並びに開発者の故エドワード・バッチ博士のことを知ったのは十年ほど前、グルダスというアメリカ在住の花療法研究家の著書“Flower Essence Vibrational Remedy”を読んだときのことでした。この本は、アメリカ産フラワー・エッセンス（アメリカでは、バッチ博士の三八種のフラワー・レメディーと区別するため、〝フラワー・エッセンス〟という用語を使っている）の百種余りの詳しい情報も網羅したもので、本の冒頭でエドワード・バッチ博士の業績にふれていました。

わたしは、将来を大きく約束されていながら、医師としてのこれまでの業績のすべてをかなぐり捨ててまで、花の神秘な薬効の発見に人生をかけた一人の名医の真摯な生き様に心を動かされるとともに、体ではなく病の真因としての「心理」を治療するというマカ不思議なフラワー・レメディーの働きに、すっかり魅了されました。

バッチ博士は、本来は細菌学者として世界的に名が知られていた人で、同種療法（疾病の原因物質から製造される治療薬で同種の病を治療する分野）と従来の医学とを結合する試みを通して、慢性病に効果の高いバッチ・ノソードと呼ばれる有名な経口ワクチンを開発したことで知られています。しかし、治療物質を病原体から得ることへの疑問が常に彼の頭から離れず、ついに生来の高度な直観に導かれて、治療薬の源泉を花に求めることになりました。

博士はまた、病の真因は患者の心理状態にあることを発見し、症状ではなく〝患者そのもの〟を治療の対象にしなくてはならない〟という結論に至っていました。患者の身体的症状とは無関係に、病的心理状態を癒すことによって、ひいては体の病をも癒すという博士の治療理念は、東洋医学的考えには調和するものでしたが、当時の主流を占めている西欧医学とは相入れぬものでした。

やがて、博士は従来の医学的業績をすべて放棄して、仲間とも別れを告げ、たった一人で薬花を探し求める放浪の旅につきます。そして、大変な苦労の末に心の病を癒すフラワー・レメディーという、まったく新しい薬学体系を樹立することに成功したのです。

本書には、バッチ博士自らが治療に当たった沢山の患者たちの事例が紹介されています。

訳者は、昨年、隔月刊「アネモネ」誌（ファーブル館刊）に『フラワー・レメディー』の記事を紹介していただきましたが、読者からかなりよい反響をいただきました。バッチ博士の使う植物は、多くは日本国内でも手に入るものです。くりの木やすいかずら、ぽぷらなど、道傍でみかける木々や草も多く、造り方（製法）もとても簡単なので、興味をもたれた方は、本書を参考にして花のレメディーを作ってみられるとよいと思います。また、入手できないものについては、国内ではラブランド社（〒二一〇　川崎市川崎区駅前本町二六—一川崎B六〇一　TEL〇四四—二〇〇—六七八八）が、輸入販売をしていますので、お問い合わせになるとよいでしょう。

また、直接、個人輸入や原書での研究をしてみたいという方は、イギリスのバッチ・センターにお問い合わせください。住所は次の通りです。

DR. EDWARD BACH CENTRE
Mount Vernon

Sotwell, Wallingford
Oxon., OX10 OPZ. England

ここからは、年に三回「ニューズレター」が発行されています。

エドワード・バッチ博士の伝統を守っている人々は、博士の開発した三八種のフラワー・レメディーだけを扱って、その純粋さを保っています。しかし、最近では、各国で続々と、三八種を越える植物にも目を向ける研究家が現われて、まったくオリジナルな体系化を押し進めています。中には、チャネリングで情報を引き出す人までおり、情報の信頼性については慎重に調べる必要があります。訳者個人としては、もっとも信頼度の高いバッチ・レメディーの研究を深めることが先決だと考えるものですが、今後の動向にも広く目を向けていきたい、と思っています。

日本国内でも、広くこの新しいフラワー・セラピーが研究され、役立てられることを願っています。

林　陽

著 者 紹 介

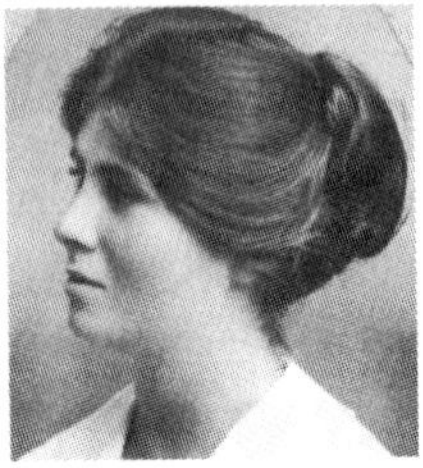

ノラ・グレー・ウィークス　Nora Gray WeeKs

1896年生まれ。フラワー療法の発見者故エドワード・バッチ博士の右腕となって働き、もっとも厚い信頼をおかれた彼女は、博士からフラワー療法の全責任を託された。長年、イギリス、オクスフォードシア州ウォリンフォードにあるエドワード・バッチ・センターの代表をつとめ、フラワー・レメディーの研究と紹介に尽力する。1978年死去。

訳 者 紹 介

林 陽　Yo Hayashi

独協大学外国語学部・英語学科に学ぶ。宗教、精神世界、自然医学、未来学の翻訳家・作家・コラムニストとして活躍。著書・翻訳書は30冊を越す。

主な著書に「1998年エドガー・ケイシー世界大破局への秒読み」、ロングセラー「宝石の神秘力」など他多数。

主な訳書：「エドガー・ケイシー療法入門」「驚異の波動健康法」「前世からの恋人＝ソウルメイト」など他多数。

エドワード・バッチ
心を癒す花の療法

発行
⋮
1994年8月10日　初版発行
2023年2月20日　価格改定版　第1刷発行

著者
⋮
ノラ・ウィークス

訳者
⋮
林　陽

発行者
⋮
富澤勇次

発行所
⋮
CAP 中央アート出版社

〒135-0006　東京都江東区常盤1-18-8
TEL　03-5625-6821（代表）
FAX　03-5625-6822
振替口座　00180-5-66324

印刷・製本
⋮
中央精版印刷株式会社

カバー印刷
⋮
新灯印刷株式会社

ブックデザイン
⋮
伊藤文治＋島津デザイン事務所

ISBN978-4-8136-0780-9

ペットを癒す花療法

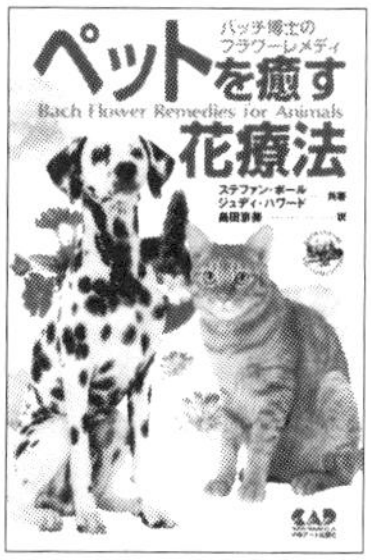

ステファン・ボール／ジュディ・ハワード:共著
島田 京美:訳

四六判並製 272ページ
定価(1,800円＋税)
ISBN4-88639-990-8

すべての動物に安心して使える、
自然なフラワー・エッセンス療法について、
38種類のレメディーの解説と、
さまざまなケーススタディを掲載。
さらにフラワーレメディーQ＆Aや、
動物に関するさまざまな連絡先を紹介。

バッチ・フラワーレメディーの占星学

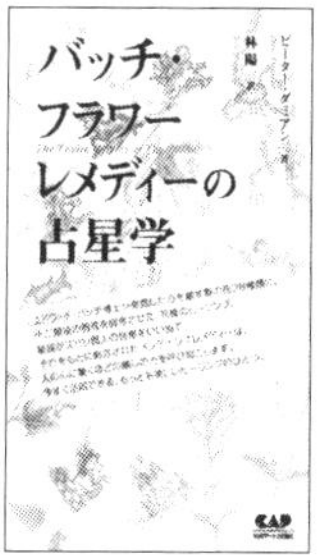

ピーター・ダミアン:著
林 陽:訳

四六変形判並製 192ページ
定価(本体1,200円＋税)
ISBN4-8136-0299-1

バッチ博士が発見した、
心を癒す野の花の38種と、
生まれた日でわかる十二星座の特徴を、
統合させた異色のフラワーレメディー。
宇宙と大地の究極ヒーリング！

フラワー・レメディー・ハンドブック

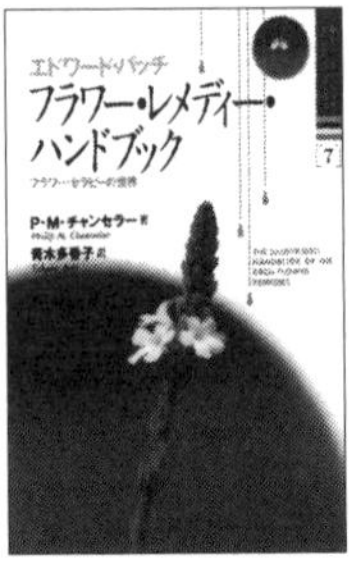

P・M・チャンセラー:著
青木 多香子:訳

四六判並製 388ページ
定価(本体2,600円＋税)
ISBN4-88639-741-7

花のパワーが心と体を癒す！
エドワード・バッチが発見した、
38種類の花の特徴と実際的治療法のすべてを
具体的に教えます。
家庭に1冊、常備の健康書！

フラワーレメディーズ・ウィズダム

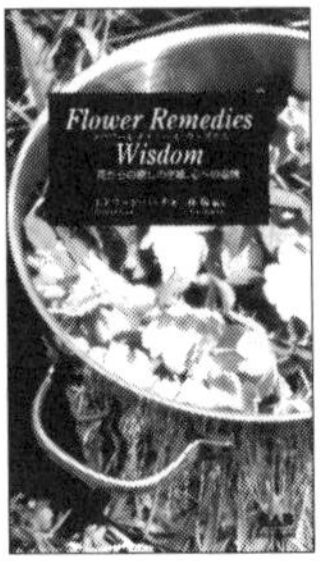

エドワード・バッチ:著
林 陽:訳

四六変形判並製 272ページ
定価(本体1,700円＋税)
ISBN4-8136-0325-4

本書は、フラワーレメディーの開発者である
イギリスの名医、エドワード・バッチ博士が、
生前に残した小著、学術誌への寄稿、
講演原稿をまとめ掲載。博士の思想的基盤、
治癒哲学の精髄がここにある。

バッチ・フラワーレメディー〝フォーメン〟

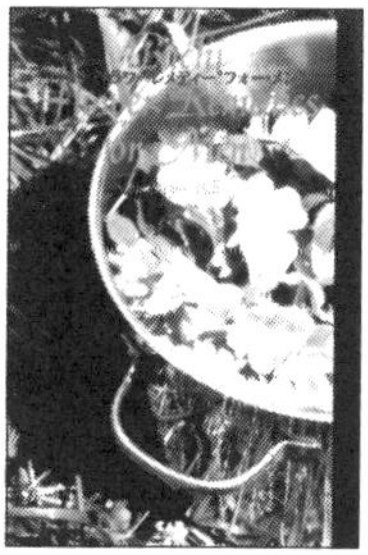

ステファン・ボール:著
青木 多香子:訳

新書判上製 384ページ
定価(本体2,800円+税)
ISBN4-8136-0345-9

人生のさまざまなシーンを、
最善の状態で通過するために必要な、
心構えと行動は何か。
男の人生をアドバイスしつつ、
治療薬の効果的な使用法を説明した、
詳細な完全版。

男が目覚める、花の療法

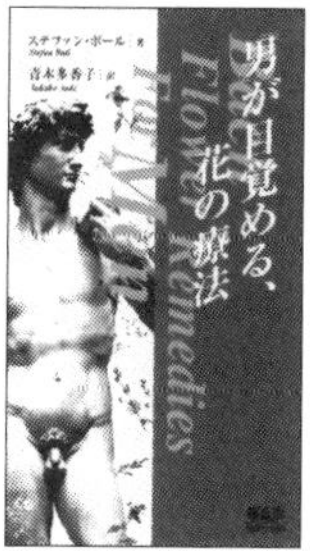

ステファン・ボール:著
青木 多香子:訳

四六変並製 320ページ
定価(本体1,800円+税)
ISBN4-8136-0318-1

バッチ博士が発見した、
野の花の神秘的な薬効を詳解。
男性特有の病気を部分だけでなく、
身体全体から癒す療法を実用的に紹介。
すべての男性に必携の健康書!

●マスターズフラワーエッセンスを学ぶためのハンドブック

THE ORIGINAL MASTER'S FLOWER ESSENCES ESSENCE of Life

エッセンス・オブ・ライフ

リラ・デイビー［著］／林 陽［訳］

A5判上製／四九五頁／定価二六二五円（本体二五〇〇円+税）

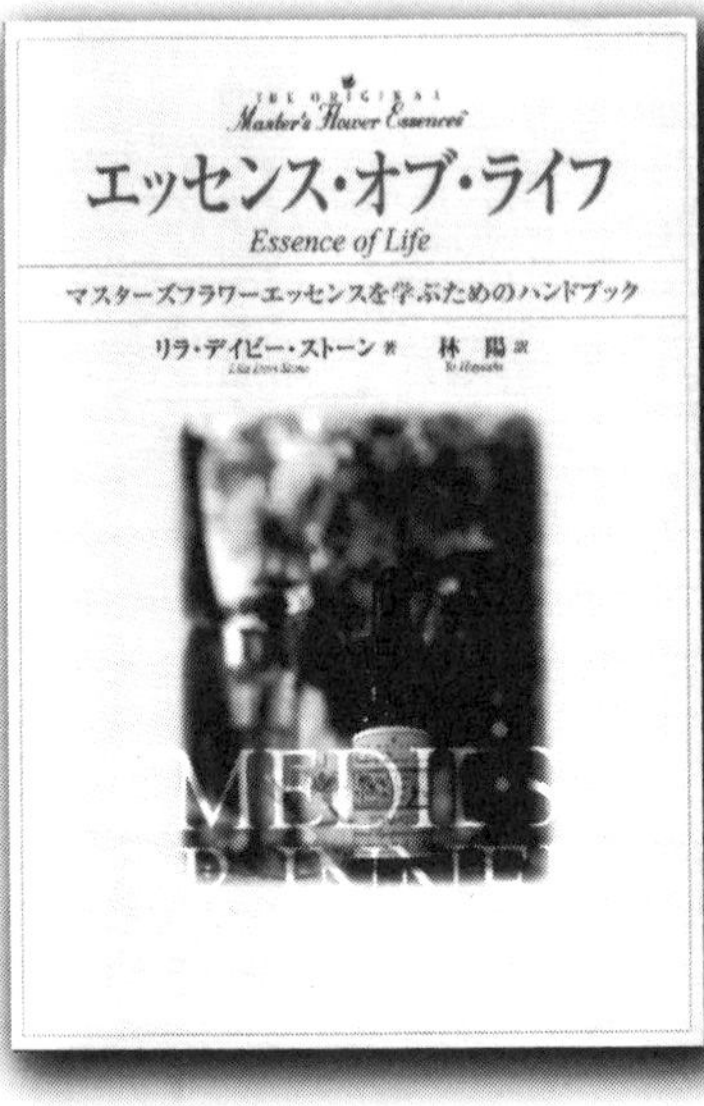

ISBN4-8136-0350-5

●インドの聖者パラマハンサ・ヨガナンダ(東洋)の教えを基礎に、エドワード・バッチ博士(西洋)の手法から編み出された、生命力を高め自己実現を助ける究極のフラワーエッセンス。30年来のケーススタディに裏づけされた実績をもとに、人気のエッセンスフロデューサーが、真の働きから、エッセンスの選び方、使い方、楽しみ方等、ポジティブな性質を導き出す力をわかりやすく紹介した、愛者待望の実用書。

◆本書の内容◆

●PART1 花の意識／フラワーエッセンスの発展／薬草家、聖者、見者／マスターズフラワーズエッセンスの起源／実験／効果／テーマエッセンスとプロットのエッセンス／使い方 ●PART2 エッセンスの種類と効能 ●PART3 エッセンスの作り方と使い方／症状と原因への取り組み／更年期障害と共依存症／カウンセリングを正しく行なう秘訣／子供のためのエッセンス／ペットと動物のためのエッセンス／生命のエッセンス